Torsten B. Moeller, Emil Reif

Pocket Atlas of Sectional Anatomy
Volume I : Head and Neck
Computed Tomography and Magnetic Resonance Imaging
(4th edition)

CT 与 MRI 袖珍断层解剖图谱

第 1 卷：头颈部

（第 4 版）

主　编　〔德〕　托斯坦·B. 穆勒
　　　　　　　　埃米尔·赖夫

主　译　李新华

副主译　郭瑞斌　宗先金

主　审　薛蕴菁

U0339307

天津出版传媒集团

天津科技翻译出版有限公司

著作权合同登记号:图字:02-2015-76

图书在版编目(CIP)数据

CT 与 MRI 袖珍断层解剖图谱. 第 1 卷,头颈部 / (德) 托斯坦·B. 穆勒(Torsten B. Moeller),(德)埃米尔·赖夫(Emil Reif)主编;李新华主译. —天津:天津科技翻译出版有限公司,2018.4(2024.11重印)

书名原文:Pocket Atlas of Sectional Anatomy Volume Ⅰ:Head and Neck—Computed Tomography and Magnetic Resonance Imaging(4/e)

ISBN 978-7-5433-3778-7

Ⅰ.①C… Ⅱ.①托… ②埃… ③李… Ⅲ.①头部-计算机 X 线扫描体层摄影-断面解剖学-图谱 ②头部-核磁共振成像-断面解剖学-图谱 ③颈-计算机 X 线扫描体层摄影-断面解剖学-图谱 ④颈-核磁共振成像-断面解剖学-图谱 Ⅳ.①R814.42-64 ②R445.2-64

中国版本图书馆 CIP 数据核字(2017)第 287498 号

中文简体字版权属天津科技翻译出版有限公司。

授权单位:Georg Thieme Verlag KG.

出　　版:天津科技翻译出版有限公司
出 版 人:方　艳
地　　址:天津市南开区白堤路 244 号
邮政编码:300192
电　　话:(022)87894896
传　　真:(022)87895650
网　　址:www.tsttpc.com
印　　刷:高教社(天津)印务有限公司
发　　行:全国新华书店
版本记录:890×1240　32 开本　10.25 印张　320 千字
　　　　　2018 年 4 月第 1 版　2024 年 11 月第 2 次印刷
　　　　　定价:98.00 元

(如发现印装问题,可与出版社调换)

译 者 名 单

主 译

李新华 （山东省千佛山医院集团无棣医院）

副主译

郭瑞斌 （山东省济南市长清区人民医院）

宗先金 （山东省千佛山医院集团无棣医院）

主 审

薛蕴菁 （福建医科大学附属协和医院）

译 者（按照姓氏汉语拼音排序）

郭瑞斌 （山东省济南市长清区人民医院）

李新华 （山东省千佛山医院集团无棣医院）

张　振 （山东省千佛山医院集团无棣医院）

张云飞 （山东省千佛山医院集团无棣医院）

宗先金 （山东省千佛山医院集团无棣医院）

中文版前言

　　在平时工作中,对于影像断层解剖的理解,大多停留在一些大的框架上,对一些小的细微解剖往往不求甚解或者一带而过。当看到《CT 与 MRI 袖珍断层解剖图谱》一书时,里面精细的线图和精美的影像图像立即吸引了我,遂作为手头查阅精细解剖的工具书。但由于该书为英文图书,书中有些英文词汇相对生僻,不便于查阅,于是有了把它翻译成中文的想法。起初以为这是件简单的事情,书中需要翻译的仅仅是单个解剖词汇,无需语法方面的遣词造句和揣摩,更不用讲究"信达雅"。但在翻译过程中发现,由于东西方观念的不同,解剖学名词并不完全一一对应,对于不熟悉的词汇还要查阅中文解剖书,遇到生疏的解剖区域还要了解其相关的功能,因此翻译此书相当于重新系统学习了一遍解剖学。由于本人才疏学浅,于是邀请山东省济南市长清区人民医院的郭瑞斌主任以及本院的张振主治医师、宗先金主管技师、张云飞医师参与翻译工作,并邀请福建医科大学附属协和医院的薛蕴菁主任担任主审,以期尽最大努力服务于同仁。对于译本中存在的错误和失误,衷心恳请读者多多斧正。

李新华

2018 年 3 月

前　　言

　　《CT 与 MRI 袖珍断层解剖图谱》已经被翻译成多种语言，成为了畅销书，读者评价较好。同时要感谢对本书提出一些中肯的批评与建议的读者，促使我们在原来的基础上进一步修改和完善，尤其是磁共振图像，设备的更新使得图像质量显著改善，在本卷中得到了充分的体现。许多陈旧的图像被更新替换，这些新图像源自3.0T 磁共振扫描仪。我们对提供图像的西门子公司和飞利浦公司表示感谢。

　　更高的空间分辨率使得解剖细节得以精细显示。同时我们仍保留上一版本的特点：信息丰富，结构紧凑，易于使用。对于一些特殊部位的图像，我们采取局部放大，影像解剖图和标识线图对开分布。对颈部间隙的命名，我们做了大量的工作，包括脑部分血管分支的标识。

　　在此特别感谢放射科的技师和同事们，尤其是 Eberhard Bauer，为我们提供了优良的 MDCT 图像。

托斯坦·B. 穆勒

埃米尔·赖夫

谨以此书献给 Bernie 和 Arlene Riegner，我挚爱的家人！

目　　录

脑部 CT

脑部 MRI

颈部

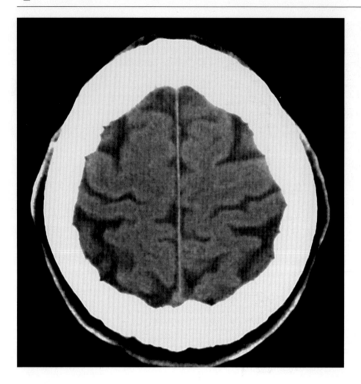

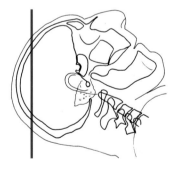

 额叶
□ 顶叶

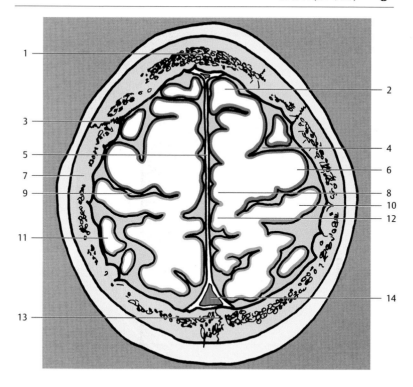

1 额骨	8 中央旁小叶
2 额上回	9 中央沟
3 冠状缝	10 中央后回
4 中央前沟	11 顶上小叶
5 大脑镰	12 楔前叶
6 中央前回	13 矢状缝
7 顶骨	14 上矢状窦

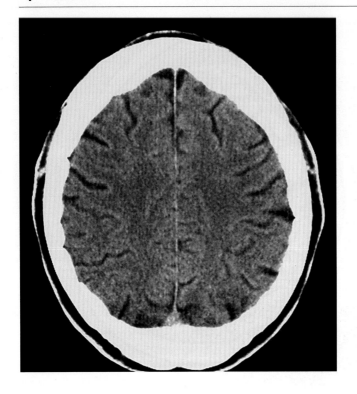

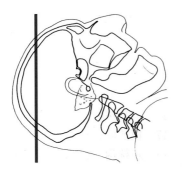

 额叶

顶叶

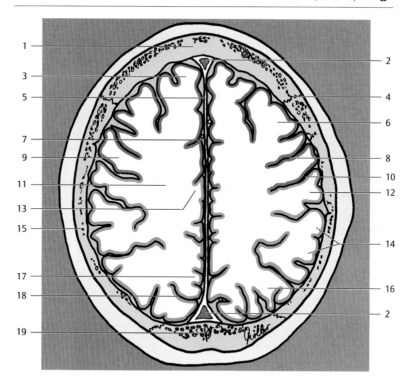

1　额骨	11　大脑白质(半卵圆中心)
2　上矢状窦	12　中央后回
3　额上回	13　中央旁小叶
4　冠状缝	14　缘上回
5　大脑镰	15　顶骨
6　额中回	16　顶下小叶
7　大脑纵裂	17　楔前叶
8　中央前沟	18　顶枕沟
9　中央前回	19　枕骨
10　中央沟	

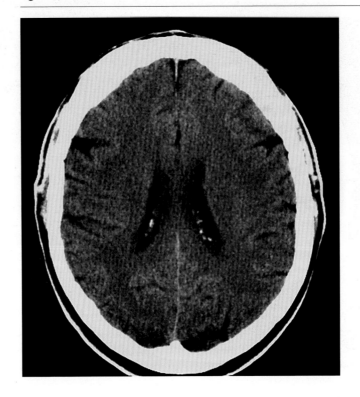

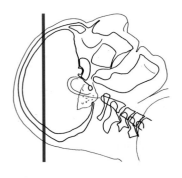

 额叶
 顶叶
 枕叶

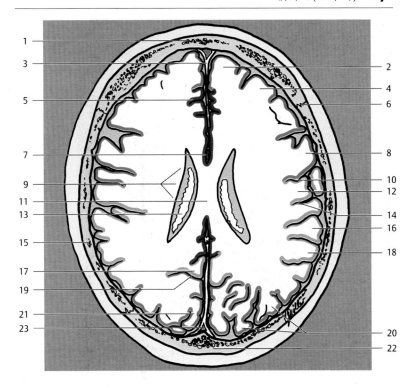

1	额骨	13	侧脑室(脉络丛)
2	额上回	14	中央后沟
3	大脑镰	15	顶骨
4	额中回	16	缘上回
5	扣带沟	17	楔前叶
6	冠状缝	18	角回
7	胼周动脉	19	顶枕沟
8	中央前回	20	枕回
9	放射冠	21	楔叶
10	中央沟	22	枕骨
11	胼胝体	23	上矢状窦
12	中央后回		

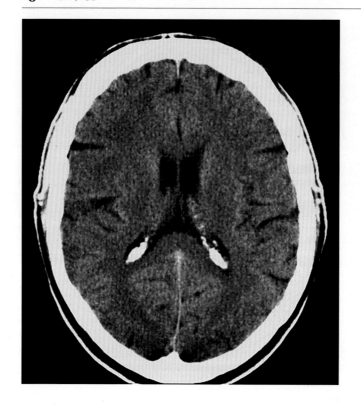

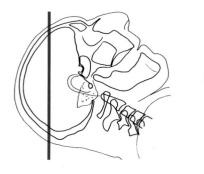

 额叶

 颞叶

 顶叶

 枕叶

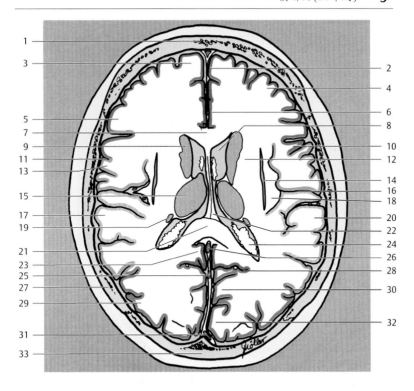

1　额骨	18　岛叶
2　大脑镰	19　尾状核(尾)
3　额上回	20　颞上回
4　额中回	21　胼胝体(压部)
5　额下回	22　穹隆
6　扣带回	23　扣带
7　胼胝体(干)	24　侧脑室(侧副三角、脉络丛)
8　侧脑室(前角)	25　直窦
9　尾状核(头)	26　大脑大静脉(Galen 静脉)
10　中央前回	27　顶骨
11　中央沟	28　顶枕沟
12　放射冠	29　枕回
13　中央后回	30　楔叶
14　屏状核	31　上矢状窦
15　丘脑	32　纹状皮层
16　外侧裂	33　枕骨
17　颞叶岛盖	

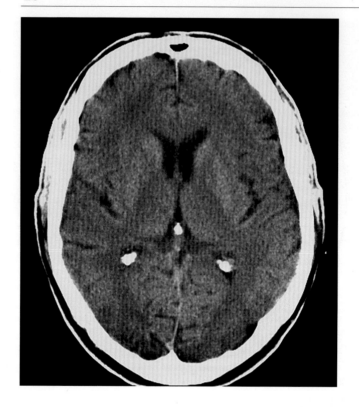

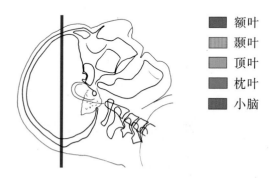

■ 额叶
□ 颞叶
□ 顶叶
■ 枕叶
■ 小脑

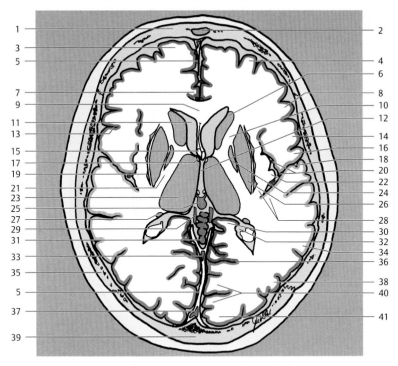

1	额骨	21	内囊(后肢)
2	额窦	22	岛叶
3	额上回	23	丘脑
4	额中回	24	苍白球
5	大脑镰	25	松果体
6	尾状核(头)	26	壳核
7	扣带回	27	尾状核(尾)
8	额下回	28	颞横回
9	胼胝体(膝部)	29	大脑内静脉
10	内囊(前肢)	30	海马
11	侧脑室(前角)	31	小脑蚓部
12	第三脑室	32	侧脑室(三角区与脉络丛)
13	中央沟	33	直窦
14	中央前回	34	颞中回
15	穹隆	35	顶骨
16	中央后回	36	顶枕沟
17	室间孔(Monro 孔)	37	上矢状窦
18	外侧裂	38	枕回
19	屏状核	39	枕骨
20	岛动脉(大脑外侧窝池,岛池)	40	纹状皮层
		41	枕极

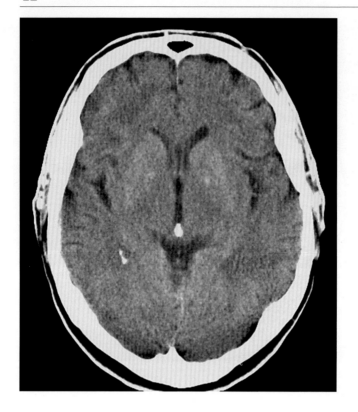

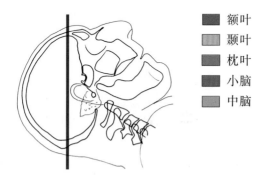

- ■ 额叶
- ■ 颞叶
- ■ 枕叶
- ■ 小脑
- ■ 中脑

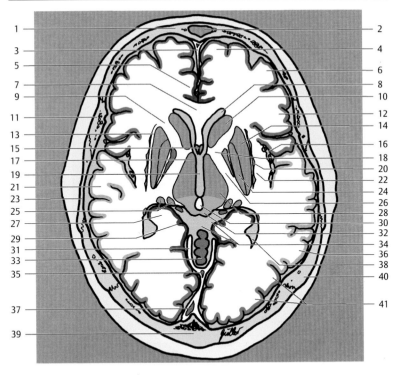

1	额骨	22 最外囊
2	额窦	23 颞骨
3	大脑镰	24 苍白球
4	额上回	25 膝状体
5	扣带回	26 内囊(后肢)
6	额中回	27 海马
7	胼胝体(膝部)	28 丘脑
8	侧脑室(前角)	29 海马旁回
9	内囊(前肢)	30 松果体(钙化)
10	尾状核(头)	31 小脑幕
11	顶骨	32 四叠体板(丘部)
12	额下回	33 小脑蚓部
13	外囊	34 四叠体池与环池
14	壳核	35 直窦
15	正中隔(联合前隔)	36 颞中回
16	大脑外侧窝池(岛池)	37 上矢状窦
17	下丘脑	38 侧脑室(三角区)
18	内囊(膝部)	39 枕骨
19	第三脑室	40 顶骨
20	屏状核	41 枕回
21	颞上回	

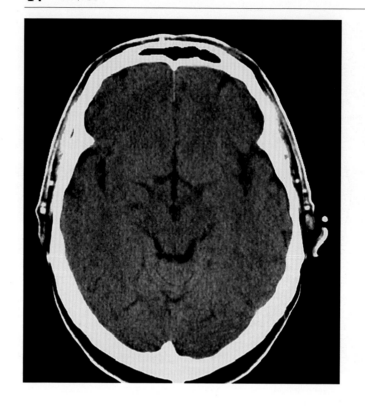

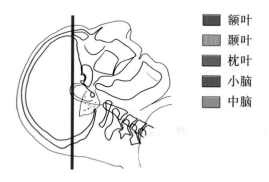

- ■ 额叶
- ■ 颞叶
- ■ 枕叶
- ■ 小脑
- ■ 中脑

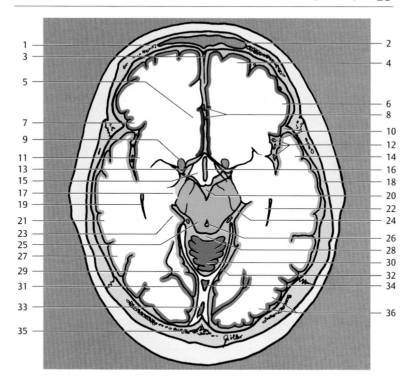

1	额骨	19	侧脑室(颞角)
2	额窦	20	脚间池
3	大脑镰	21	颞中回
4	额上回	22	海马
5	扣带回	23	海马旁回
6	额中回	24	环池
7	额下回	25	中脑(四叠体板)
8	大脑前动脉	26	导水管
9	纹状体(下部)	27	颞下回
10	外侧裂(岛池)	28	四叠体池
11	岛叶	29	枕颞外侧回
12	岛动脉	30	小脑上蚓部
13	视束	31	顶枕沟
14	颞上回	32	小脑幕
15	下丘脑	33	上矢状窦
16	第三脑室	34	直窦
17	大脑脚	35	枕骨
18	顶骨	36	枕回

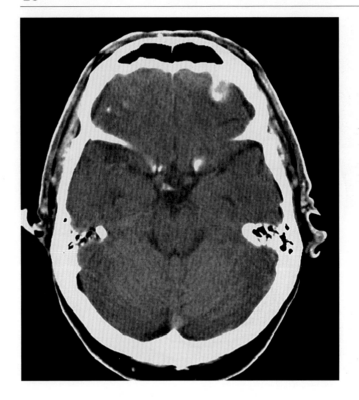

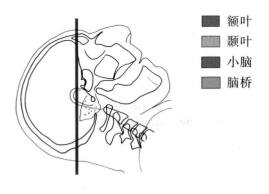

■ 额叶
■ 颞叶
■ 小脑
■ 脑桥

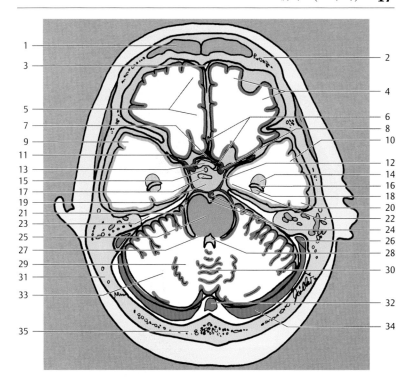

1	额窦	19	基底池(五角形)
2	额骨	20	颞下回
3	大脑镰	21	大脑后动脉
4	眶回	22	海马旁回
5	直回	23	小脑幕
6	大脑前动脉	24	基底动脉与动脉沟
7	前交通动脉	25	脑桥
8	颈内动脉	26	乙状窦
9	颞上回	27	大脑脚(中份)
10	颞中回	28	第四脑室
11	大脑中动脉	29	齿状核
12	后交通动脉	30	小脑上蚓部
13	视交叉	31	颞骨
14	杏仁体	32	窦汇
15	垂体柄	33	小脑半球
16	侧脑室(颞角)	34	横窦
17	鞍背	35	枕骨
18	海马		

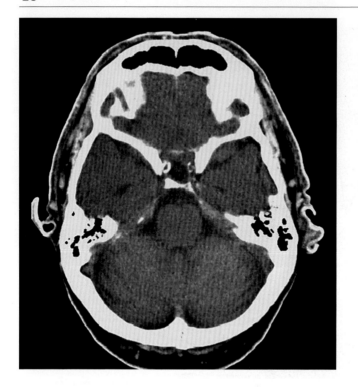

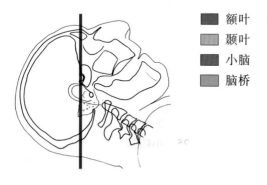

██ 额叶
██ 颞叶
██ 小脑
██ 脑桥

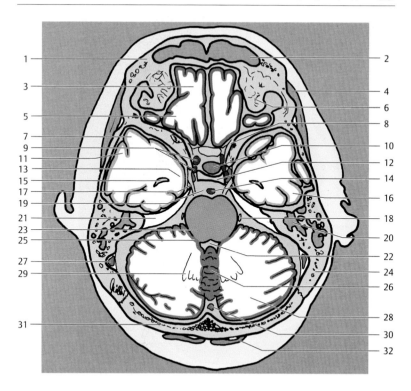

1 额骨	17 三叉神经(Ⅴ)
2 额窦	18 滑车神经(Ⅳ)
3 直回	19 脑桥池
4 颞肌	20 乳突窦
5 眶回	21 小脑幕
6 眶顶	22 第四脑室
7 颞上回	23 脑桥
8 视神经(Ⅱ)	24 颞骨
9 颈内动脉	25 小脑脚
10 垂体	26 小脑蚓部
11 颞中回	27 乙状窦
12 鞍背	28 小脑半球
13 海马旁回	29 齿状核
14 基底动脉	30 枕窦
15 侧脑室(颞角)	31 枕骨
16 颞下回	32 头半棘肌

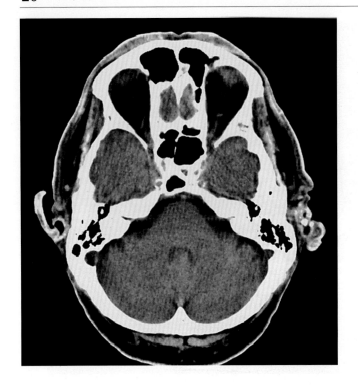

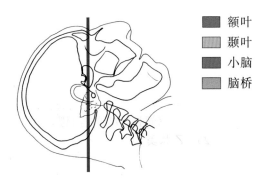

■ 额叶
■ 颞叶
■ 小脑
■ 脑桥

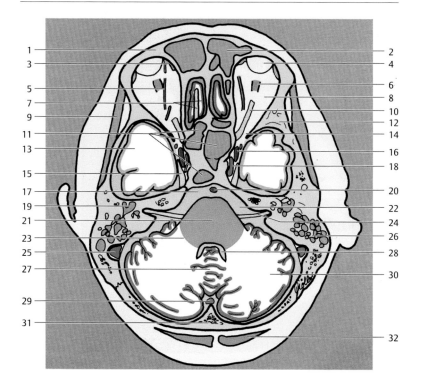

1 额骨	18 海绵窦
2 额窦	19 乳突窦
3 上斜肌	20 基底动脉
4 眼球	21 脑桥
5 眼静脉	22 脑桥小脑池
6 上直肌	23 小脑中脚与下脚
7 直回与嗅球	24 内耳道中的面神经（Ⅶ）与
8 球后脂肪组织	前庭蜗神经/听神经（Ⅷ）
9 颞肌	25 乙状窦
10 视神经（Ⅱ）	26 乳突气房
11 蝶窦	27 小脑蚓部
12 蝶骨	28 第四脑室
13 颞下回	29 枕窦
14 眶上裂	30 小脑半球
15 三叉神经（节）	31 枕骨
16 颈内动脉	32 头半棘肌
17 脑桥池	

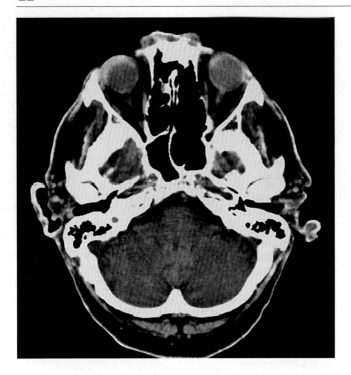

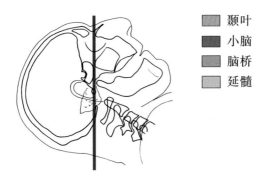

	颞叶
	小脑
	脑桥
	延髓

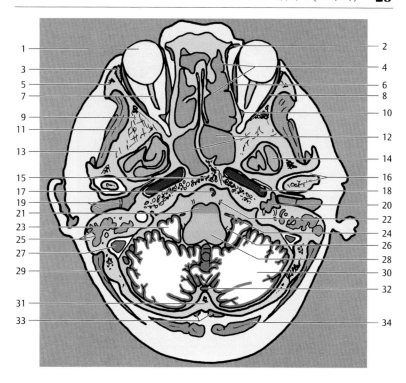

1	眼球	19	外耳道与鼓膜
2	上斜肌	20	鼓室
3	泪腺	21	脑桥
4	筛房	22	展神经(Ⅵ)
5	颧骨	23	小脑绒球
6	内直肌	24	小脑下前动脉
7	视神经(Ⅱ)	25	乳突与气房
8	外直肌	26	舌咽神经(Ⅸ)与迷走神经
9	蝶骨		(Ⅹ)
10	上直肌	27	乙状窦
11	颞肌	28	延髓(末脑)
12	蝶窦	29	头夹肌
13	颞骨	30	小脑半球
14	颞叶(底)	31	枕骨
15	斜坡	32	枕窦
16	颞下颌关节与下颌头	33	头后小直肌
17	基底动脉	34	头半棘肌
18	颈内动脉		

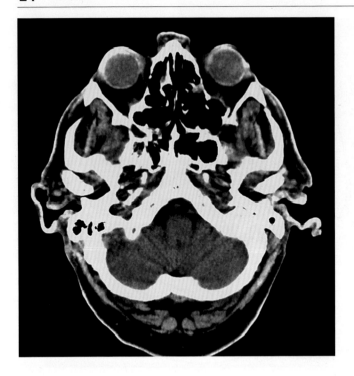

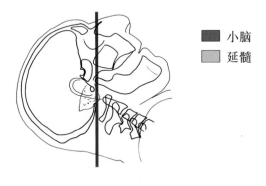

■ 小脑
■ 延髓

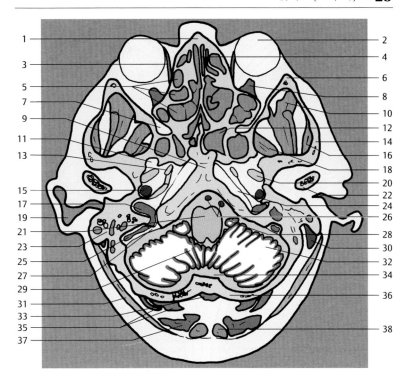

1	鼻骨	20	咽鼓管
2	眼球	21	延髓
3	内直肌	22	下颌头
4	鼻中隔	23	乳突
5	筛房	24	破裂孔
6	颧骨	25	乙状窦
7	翼腭窝	26	椎动脉
8	下直肌	27	岩枕裂
9	枕骨(基底部)	28	小脑绒球
10	颞肌	29	小脑扁桃体
11	卵圆孔与下颌神经	30	二腹肌
12	蝶窦	31	头夹肌
13	颞骨(岩部尖)	32	小脑半球(尾叶)
14	颧弓	33	头后小直肌
15	颈内动脉	34	枕大池(小脑延髓后池)
16	咬肌	35	头后大直肌
17	颈静脉球	36	枕骨
18	翼外肌(上头)	37	头半棘肌
19	外耳道	38	斜方肌

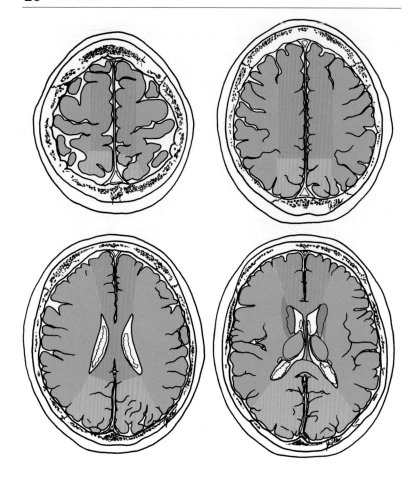

大脑前动脉

▨ 终末支

大脑中动脉

▨ 终末支

▨ 中央支(豆纹支)

大脑后动脉

▨ 终末支

▨ 中央支(包括后交通动脉)

▨ 脉络丛前动脉

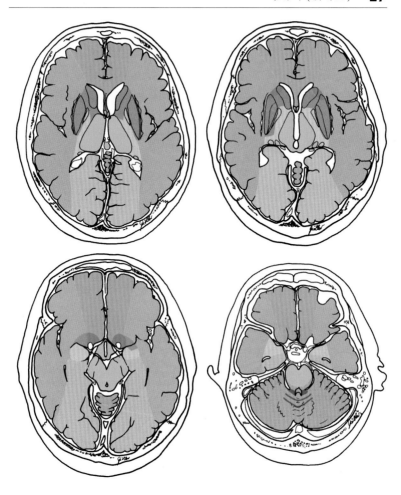

大脑前动脉

▦ 终末支

▦ 中央支(豆纹支)

大脑中动脉

▦ 终末支

▦ 中央支(豆纹支)

大脑后动脉

▦ 终末支

▦ 中央支(包括后交通动脉)

▦ 脉络丛前动脉

▦ 小脑上动脉

▦ 小脑下前动脉

▨ 边缘区

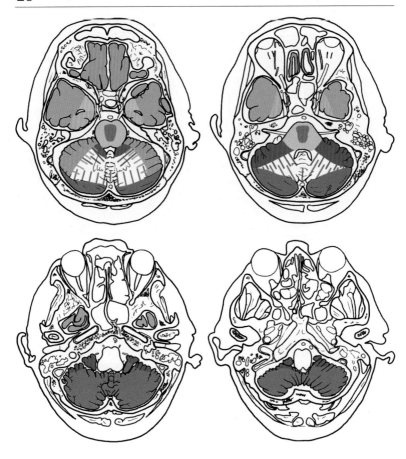

大脑前动脉
- 终末支

大脑中动脉
- 终末支

大脑后动脉
- 终末支
- 脉络丛前动脉

基底动脉
- 前内侧和外侧旁正中支
- 周围动脉与外侧和背侧旁正中支
- 小脑上动脉
- 小脑上前动脉
- 边缘区
- 小脑下后动脉

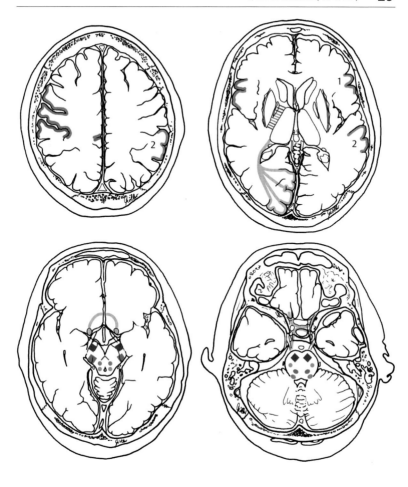

运动系统

感觉系统

内侧丘系

脊髓丘脑束

三叉神经中脑核

动眼神经核及其通路

视束

语言中枢(1=运动,2=感觉)

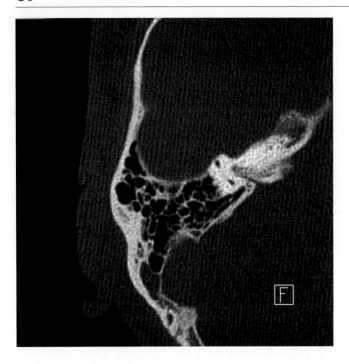

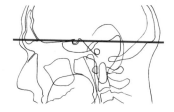

额

外 □ 内

枕

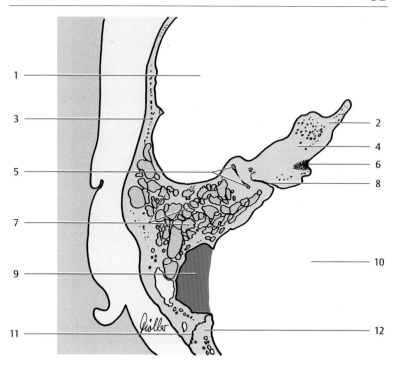

1　颅中窝
2　岩部尖
3　颞骨(鳞部)
4　颞骨(岩部)
5　前半规管
6　内耳道

7　乳突气房
8　前庭水管及内淋巴管
9　乙状窦
10　后颅窝
11　人字缝
12　枕骨

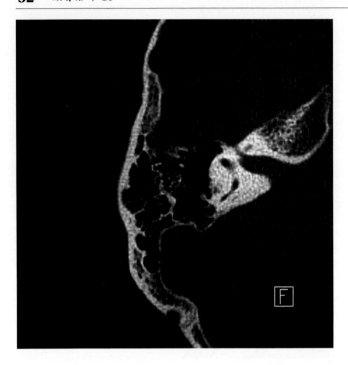

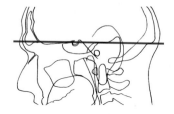

额
外 □ 内
枕

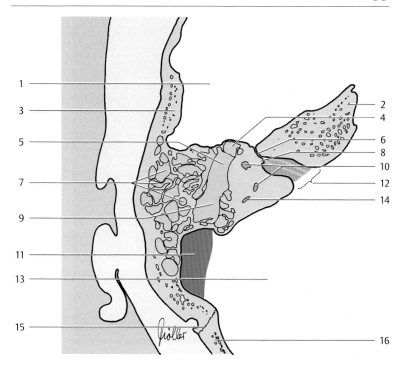

1	颅中窝	9	乳突窦
2	岩部尖	10	前半规管
3	颞骨(鳞部)	11	乙状窦
4	鼓室上隐窝(前部)	12	内耳道开口
5	乳突窦入口	13	颅后窝
6	面神经管(Ⅶ)	14	后半规管
7	乳突气房	15	人字缝
8	镰状嵴	16	枕骨

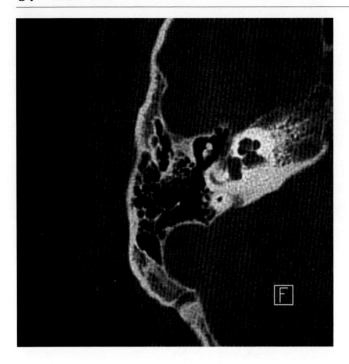

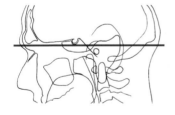

额
外 □ 内
枕

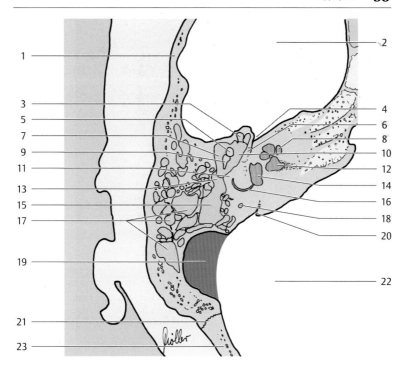

1	颞骨(鳞部)	12	内耳道
2	颅中窝	13	乳突窦入口
3	鼓室上隐窝(前部)	14	前庭
4	岩大神经裂孔	15	乳突窦
5	锤骨(头)	16	外半规管
6	面神经管(Ⅶ,鼓室部)	17	乳突气房
7	鼓室(Prussak 间隙/鼓膜上隐窝)	18	后半规管
8	耳蜗	19	乙状窦
9	砧骨(短脚)	20	前庭水管外口
10	鼓室上隐窝	21	人字缝
11	耳蜗基底转(鼓岬)	22	颅后窝
		23	枕骨

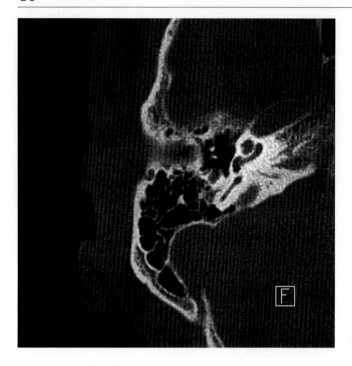

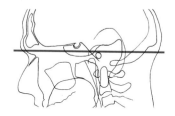

额
外 □ 内
枕

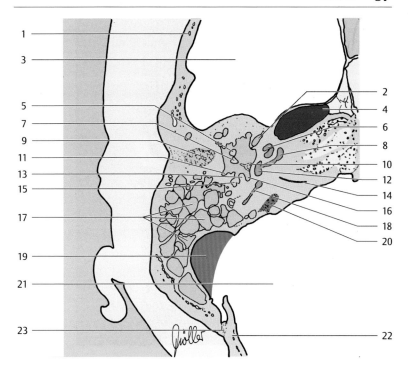

1	颞骨(鳞部)	13 锥隆起
2	鼓膜张肌	14 蜗水管
3	颅中窝	15 面神经管(Ⅶ,后膝部)
4	颈动脉管	16 鼓室窦
5	锤骨(柄)	17 乳突气房
6	耳蜗	18 后半规管
7	砧骨(体)	19 乙状窦
8	耳蜗基底转	20 颈静脉(球)
9	外耳道	21 颅后窝
10	镫骨	22 枕骨
11	面神经隐窝	23 人字缝
12	蜗窗/圆窗	

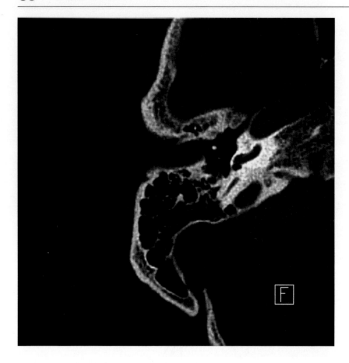

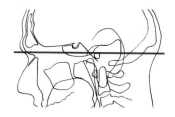

额
外 □ 内
枕

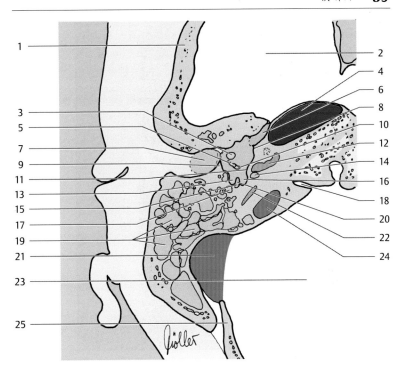

1	颞骨(鳞部)	14	蜗窗/圆窗
2	颅中窝	15	镫骨肌
3	锤骨(柄)	16	鼓室窦
4	颈动脉管	17	面神经管(Ⅶ,乳突部)
5	砧骨(长脚和豆状突)	18	蜗水管
6	鼓膜张肌	19	乳突气房
7	外耳道	20	锥隆起
8	匙突	21	乙状窦
9	盾板	22	后半规管
10	镫骨(头)	23	颅后窝
11	耳蜗基底转(鼓岬)	24	颈静脉(球)
12	耳蜗基底转	25	枕骨
13	面神经隐窝		

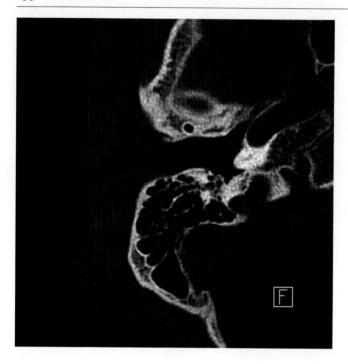

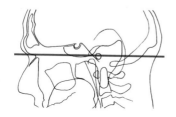

额
外 □ 内
枕

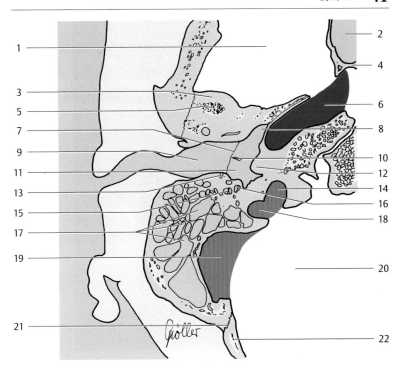

1 颅中窝	12 耳蜗基底转(鼓岬)
2 蝶窦	13 鼓室神经
3 颞骨(鳞部)	14 颈静脉孔(神经部)
4 蝶骨	15 面神经管(Ⅶ,乳突部)
5 颞下颌关节(根部)	16 镫骨肌
6 颈动脉管	17 乳突气房
7 鼓膜	18 颈静脉孔(血管部)
8 咽鼓管	19 乙状窦
9 外耳道	20 颅后窝
10 锤骨(柄)	21 人字缝
11 中鼓室	22 枕骨

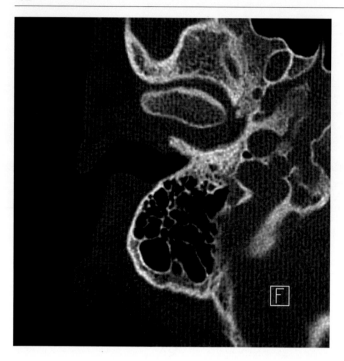

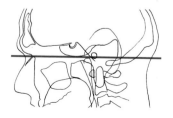

  额
外 ☐ 内
  枕

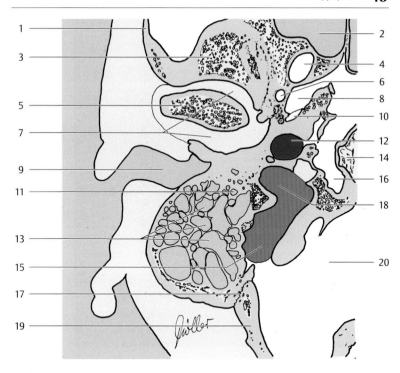

1	颧突	11	面神经管(Ⅶ)
2	蝶窦	12	颈内动脉,岩部(垂直段)
3	颞骨与关节结节	13	乳突气房
4	卵圆孔	14	枕骨基底部(斜坡)
5	下颌头	15	乙状窦
6	棘孔	16	舌下神经管
7	下颌窝	17	枕乳突缝
8	破裂孔	18	颈静脉孔
9	外耳道	19	枕骨
10	咽鼓管	20	颅后窝

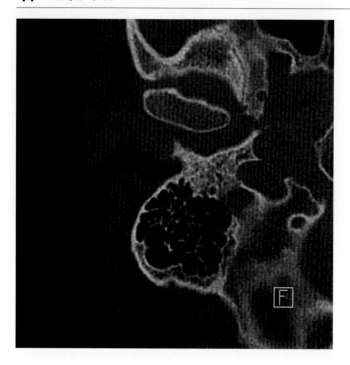

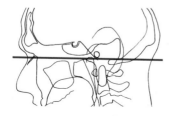

额
外 □ 内
枕

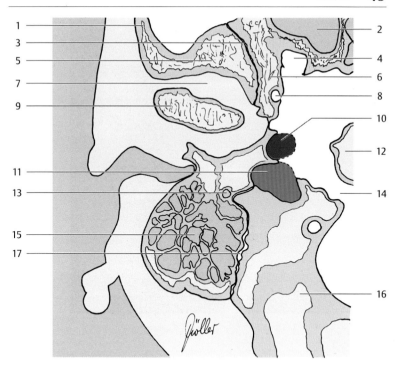

1	颧突	10	颈内动脉,岩部
2	蝶窦		(垂直段)
3	蝶鳞缝	11	颈静脉孔
4	卵圆孔	12	枕骨斜坡
5	颞骨	13	茎乳孔与面神经(Ⅶ)
6	蝶骨	14	舌下神经管
7	颞下颌关节	15	乳突
8	棘孔	16	枕髁
9	下颌头	17	枕乳突缝

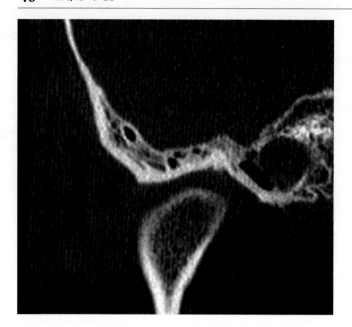

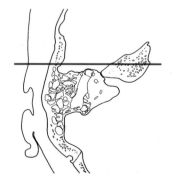

头
外 □ 内
尾

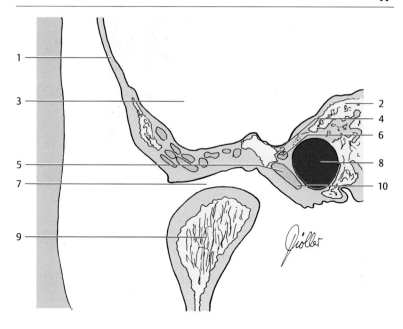

1 颞骨	6 鼓膜张肌
2 岩部尖	7 颞下颌关节
3 颅中窝	8 颈内动脉,岩部(水平段)
4 膝神经节	9 下颌头
5 中鼓室	10 下鼓室

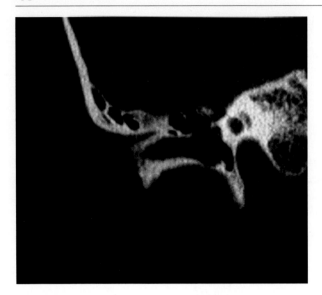

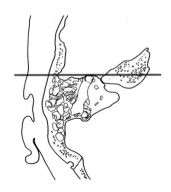

头
外 □ 内
尾

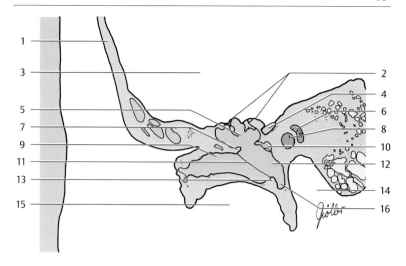

1	颞骨	9	外耳道
2	鼓室盖	10	鼓膜张肌
3	颅中窝	11	鼓膜
4	膝神经节	12	中鼓室
5	鼓室上隐窝	13	鼓环(前部)
6	耳蜗(第一回)	14	颈内动脉(岩部)
7	盾板	15	颞下颌关节
8	耳蜗(第二回)	16	下鼓室

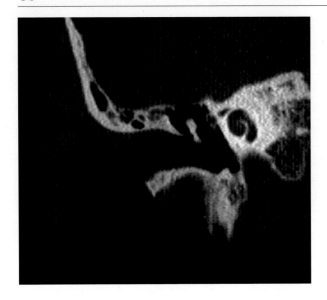

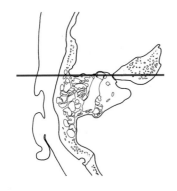

头
外 □ 内
尾

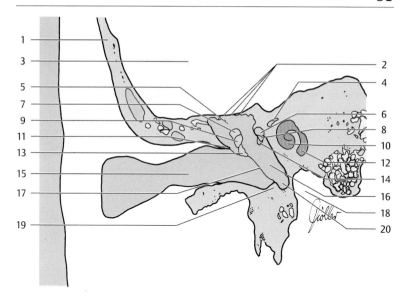

1	颞骨	11	盾板
2	鼓室盖	12	耳蜗(第一回)
3	颅中窝	13	锤骨(柄)
4	面神经(Ⅶ,迷路段)	14	鼓膜张肌(腱)
5	鼓室上隐窝	15	外耳道
6	面神经(Ⅶ,前鼓室段)	16	中鼓室
7	砧骨(体)	17	鼓膜
8	匙突	18	颈内动脉(岩部)
9	锤骨(头)	19	鼓环
10	耳蜗(第二回)	20	下鼓室

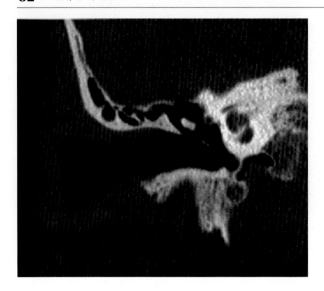

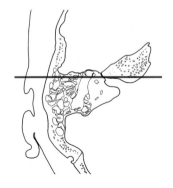

头
外 □ 内
尾

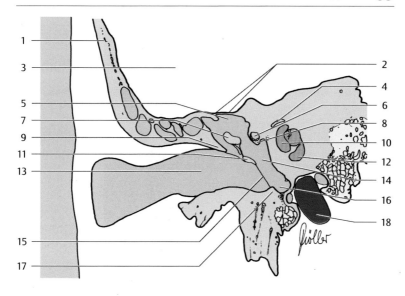

1	颞骨	10	耳蜗(第二回)
2	鼓室盖	11	锤骨(柄)
3	颅中窝	12	耳蜗(第一回)
4	面神经(Ⅶ,迷路段)	13	外耳道
5	鼓室上隐窝	14	中鼓室
6	面神经(Ⅶ,前鼓室段)	15	鼓膜
7	砧骨(体)	16	颈内动脉(岩部)
8	匙突	17	鼓环
9	盾板	18	下鼓室

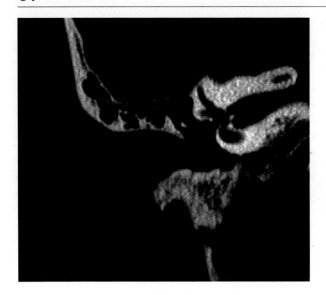

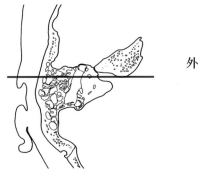

头
外　□　内
尾

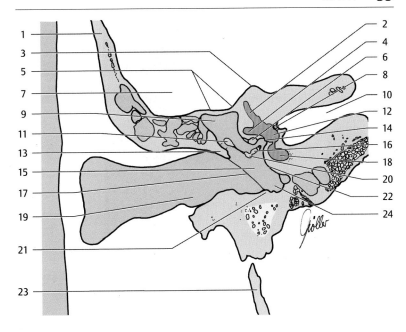

1	颞骨	13	盾板
2	前半规管	14	前庭窗
3	弓状隆起	15	中鼓室
4	外半规管	16	镫骨
5	鼓室盖	17	鼓膜
6	面神经(Ⅶ,后膝段)	18	耳蜗(螺旋管,基底部)
7	颅中窝	19	外耳道
8	面神经(Ⅶ,迷路段)	20	砧骨(长脚)
9	鼓室上隐窝	21	鼓环
10	内耳道	22	鼓岬(蜗螺旋管)
11	砧骨(短脚)	23	茎突
12	椭圆囊	24	下鼓室

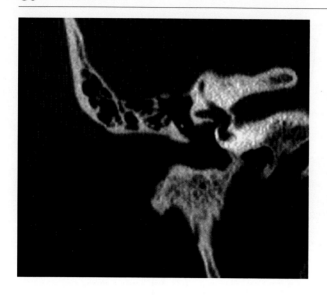

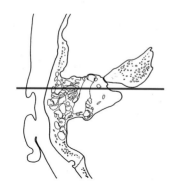

头
外 □ 内
尾

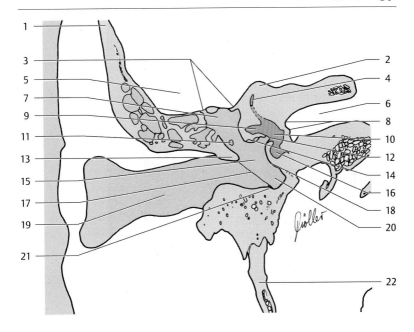

1	颞骨	12	前庭窗
2	弓状隆起	13	盾板
3	鼓室盖	14	面神经管内的面神经(Ⅶ)
4	前半规管	15	中鼓室
5	颅中窝	16	耳蜗(螺旋管,基底部)
6	内耳道	17	鼓膜
7	鼓室上隐窝	18	鼓岬(蜗螺旋管)
8	内耳道底与横嵴	19	外耳道
9	外半规管	20	下鼓室
10	前庭	21	鼓环
11	砧骨(短脚)	22	茎突

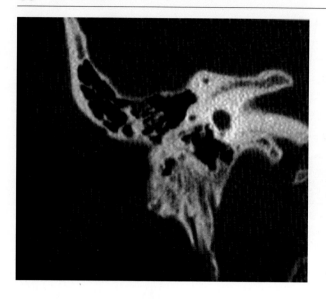

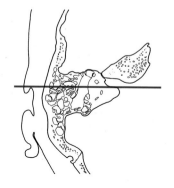

头
外 □ 内
尾

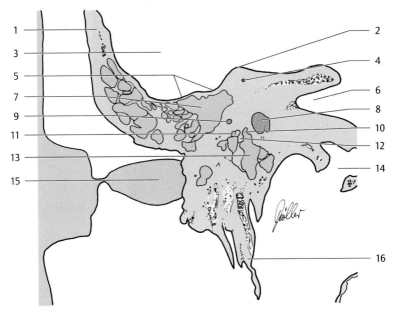

1	颞骨	9	外半规管
2	弓状隆起	10	鼓窦
3	颅中窝	11	面神经(Ⅶ,后膝段)
4	前半规管	12	锥隆起
5	鼓室盖	13	中鼓室
6	内耳道	14	舌下神经管
7	乳突窦	15	外耳道
8	前庭	16	茎突

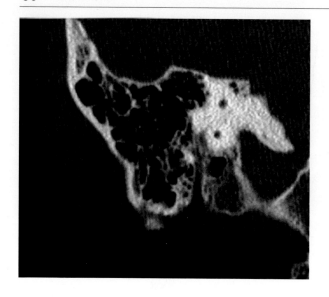

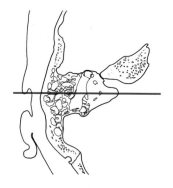

外 □ 内

头

尾

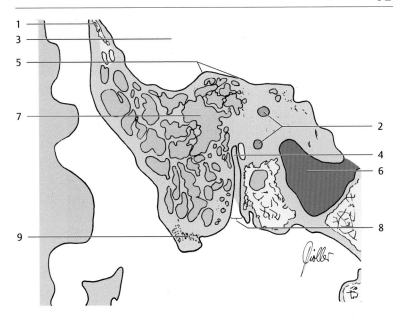

1	颞骨	6	颈静脉孔
2	后半规管	7	乳突窦
3	颅中窝	8	茎乳孔
4	面神经(Ⅶ,乳突段)	9	乳突
5	乳突盖		

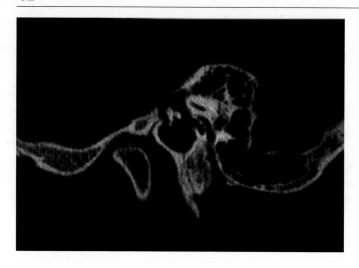

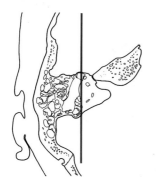

头
额 □ 枕
尾

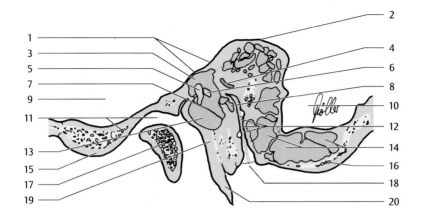

1	鼓室盖	11	颞骨与下颌窝(颞下颌关节)
2	颞骨岩部(上缘)	12	面神经管内的面神经(Ⅶ)
3	鼓室上隐窝(前面)	13	外耳道
4	外半规管	14	乳突气房
5	锤骨(头)	15	关节结节(颞骨)
6	砧骨	16	颞骨(岩部)
7	鼓膜	17	下颌头
8	鼓索	18	茎乳孔
9	颅中窝	19	颞骨(鼓部)
10	颅后窝	20	茎突

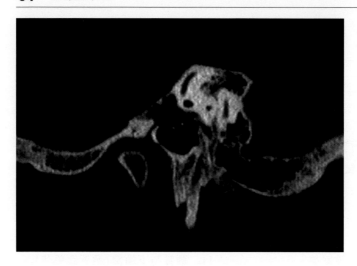

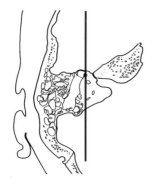

头
额 □ 枕
尾

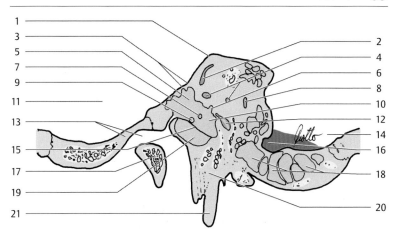

1	颞骨岩部(上缘)	11	颅中窝
2	前半规管	12	面神经管(Ⅶ)
3	鼓室盖	13	颞骨与下颌窝(颞下颌关节)
4	外半规管	14	颅后窝
5	鼓室上隐窝	15	鼓膜
6	前庭	16	乙状窦
7	砧骨	17	下颌头
8	后半规管	18	乳突气房
9	面神经(Ⅶ,前鼓室段)	19	外耳道
10	中鼓室	20	颞骨(岩部)
		21	茎突

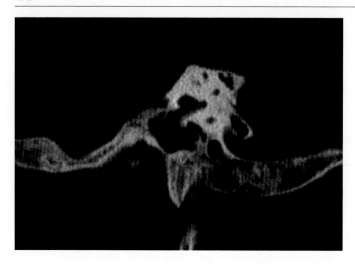

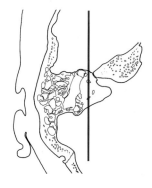

头
额 □ 枕
尾

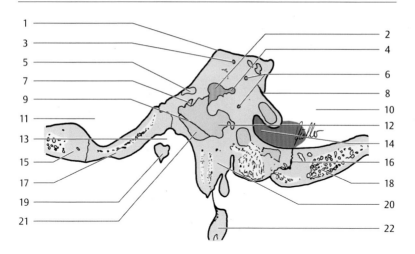

1	颞骨岩部(上缘)	12	下鼓室
2	前庭	13	下颌窝(颞下颌关节)
3	前半规管	14	乙状窦
4	外半规管	15	蝶骨(大翼)
5	面神经(Ⅶ),膝神经节	16	枕乳突缝
6	后半规管	17	颞骨
7	鼓膜张肌	18	枕骨
8	前庭水管外口	19	下颌头
9	鼓膜	20	颞骨(岩部)
10	颅后窝	21	外耳道
11	颅中窝	22	茎突

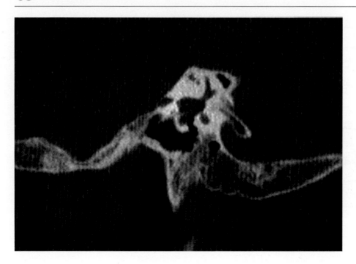

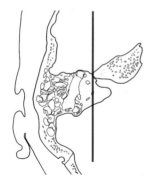

头
额　□　枕
　　尾

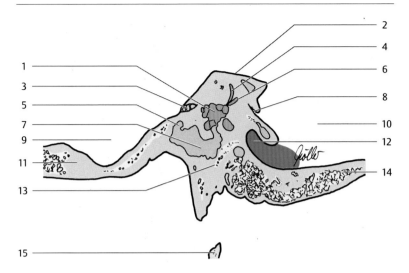

1 前庭	9 颅中窝
2 颞骨岩部(上缘)	10 颅后窝
3 面神经管(Ⅶ)	11 蝶骨(大翼)
4 前半规管	12 颈内静脉(球)
5 鼓膜张肌	13 颞骨(岩部)
6 后半规管	14 枕骨
7 下鼓室	15 茎突
8 前庭水管外口	

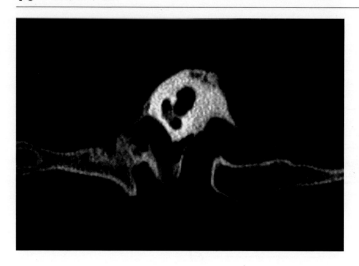

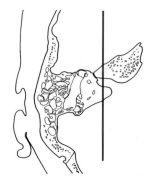

头
额　□　枕
尾

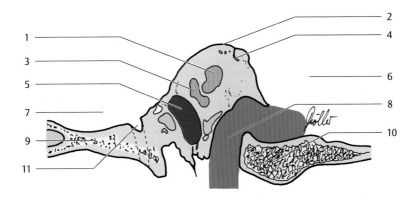

1 内耳道
2 颞骨岩部(上缘)
3 耳蜗(第一回)
4 前庭水管
5 颈动脉管内的颈内
　动脉

6 颅后窝
7 颅中窝
8 颈静脉孔及颈内静脉(球)
9 蝶骨(大翼)
10 枕骨
11 棘孔

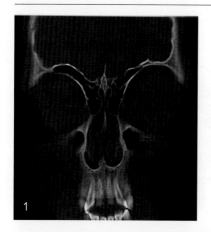

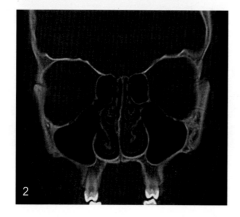

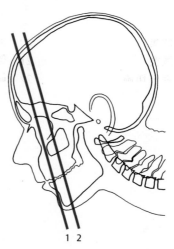

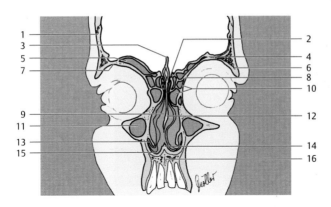

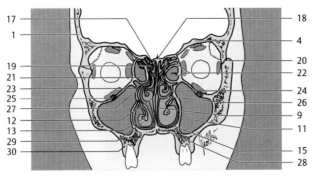

1	额骨	16	上颌骨牙槽突
2	筛板	17	筛切迹
3	鸡冠	18	筛骨(筛板)
4	眶顶	19	上鼻甲
5	额窦	20	额颧缝
6	颧突	21	筛骨迷路的眶板
7	眶上切迹	22	筛窦小房(中组)
8	眶板	23	上颌窦裂孔
9	鼻腔	24	中鼻甲
10	前筛气房	25	眶下孔
11	上颌窦	26	中鼻道
12	鼻中隔	27	钩突
13	下鼻甲	28	硬腭
14	犁骨	29	下鼻甲
15	下鼻道	30	上颌骨(牙槽突)

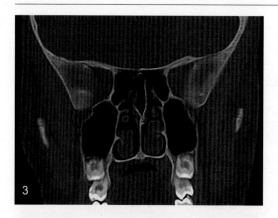

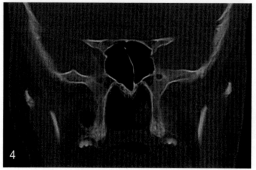

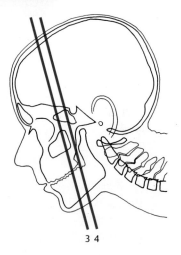

3 4

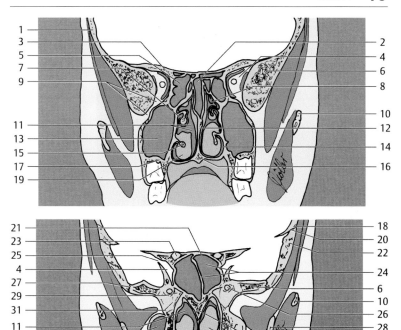

1 额骨	18 顶骨
2 蝶窦(隐窝)	19 下鼻甲(海绵体)
3 蝶骨(小翼)	20 鳞缝
4 眶腔	21 蝶骨(蝶窦顶壁)
5 筛窦(后组)	22 颞骨(鳞部)
6 蝶骨(大翼)	23 视神经管
7 中鼻甲	24 蝶窦与蝶窦中隔
8 上鼻甲	25 眶上裂
9 眶下裂	26 蝶骨圆孔
10 颧骨	27 蝶鳞缝
11 鼻腔(总鼻道)	28 下颌骨(体部和升支部)
12 鼻中隔(腭骨垂直部)	29 翼管
13 上颌窦	30 筛骨(鼻中隔)
14 下鼻道	31 翼腭窝
15 下鼻甲	32 翼突
16 腭骨(水平部)	33 软腭
17 上颌骨(牙槽突)	

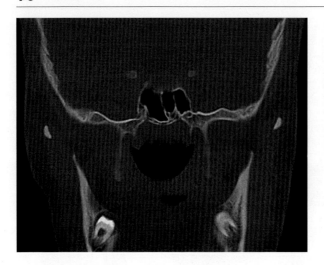

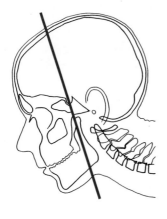

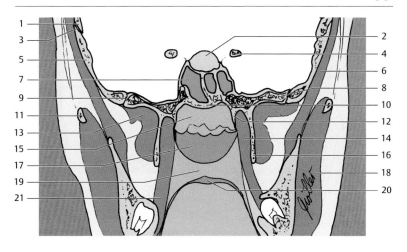

1	顶骨	12	翼突(内侧板)
2	蝶鞍	13	翼外肌
3	鳞缝	14	翼内肌
4	前床突(蝶骨)	15	咽扁桃体
5	颞骨(鳞部)	16	翼突(外侧板)
6	颞肌	17	鼻咽部
7	蝶窦	18	咬肌
8	颞骨(关节结节)	19	软腭
9	蝶鳞缝	20	口咽(咽峡)
10	蝶骨	21	翼内肌
11	颧弓		

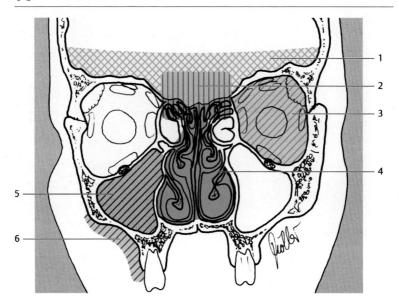

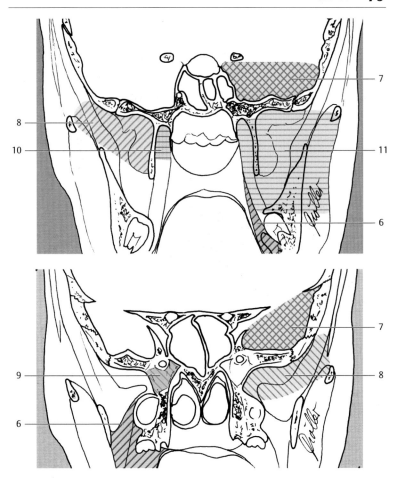

▨	6	颊间隙
▧	7	颅中窝
▨	8	颞下窝
▨	9	翼腭窝
▤	10	翼窝
▤	11	嚼肌间隙

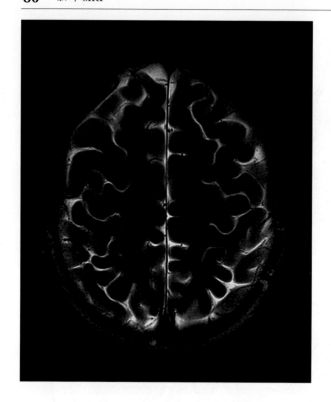

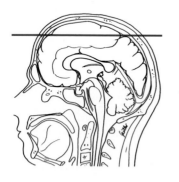

▓ 额叶
▒ 顶叶

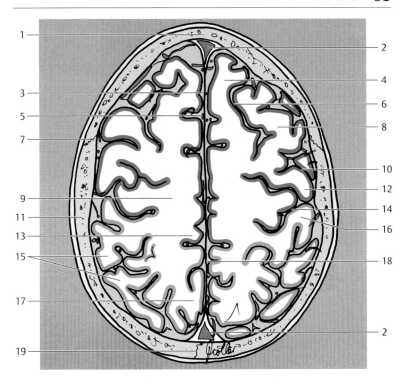

1	额骨	11	顶骨
2	上矢状窦	12	中央前回
3	大脑纵裂	13	中央旁小叶
4	额上回	14	中央沟
5	滑车上动脉(后内侧)	15	顶上小叶
6	额上沟	16	中央后回
7	冠状缝	17	楔前叶
8	额中回	18	大脑镰
9	大脑白质(半卵圆中心)	19	矢状缝
10	中央前沟		

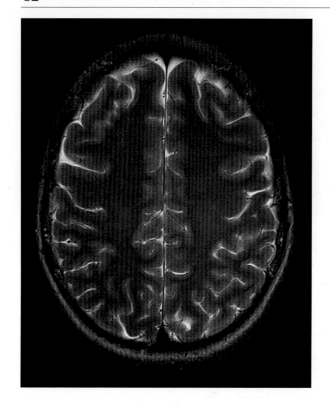

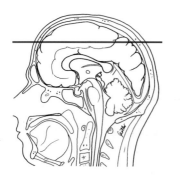

■ 额叶
■ 顶叶
■ 枕叶

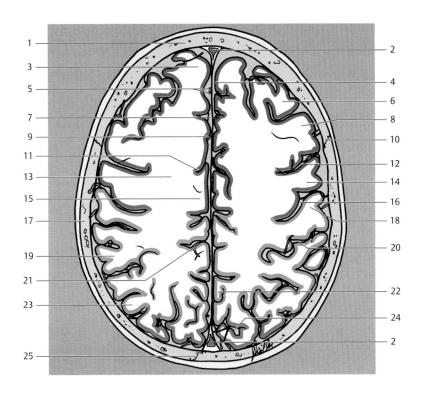

1 额骨	14 中央前回
2 上矢状窦	15 扣带回与扣带
3 额上回	16 中央沟(罗朗多裂)
4 大脑镰	17 顶骨
5 滑车上动脉(中间内侧)	18 中央后回
6 额中回	19 缘上回
7 大脑纵裂	20 中央后沟
8 额下回	21 胼缘动脉的旁中央分支
9 胼缘动脉	22 楔前叶
10 冠状缝	23 角回
11 扣带沟	24 顶枕沟
12 中央前沟	25 矢状缝
13 大脑白质(半卵圆中心)	

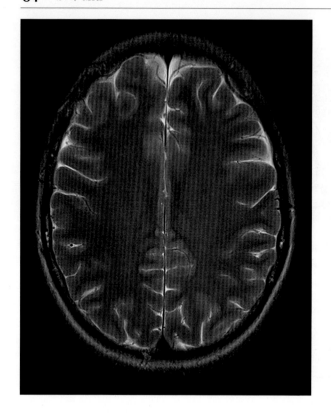

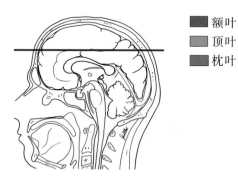

■ 额叶
■ 顶叶
■ 枕叶

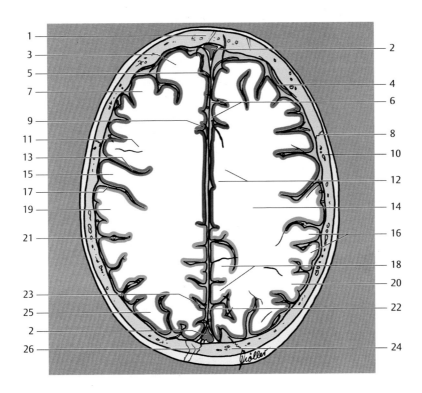

1 额骨	14 大脑白质(半卵圆中心)
2 上矢状窦	15 中央前回
3 额上回	16 缘上回
4 大脑上静脉	17 中央沟
5 滑车上动脉(中间内侧)	18 楔前叶
6 大脑纵裂	19 中央后回
7 额中回	20 角回
8 冠状缝	21 中央后沟
9 胼缘动脉	22 大脑镰
10 顶骨	23 顶枕沟
11 额下回	24 枕骨
12 扣带回与扣带	25 枕回
13 中央前沟	26 人字缝

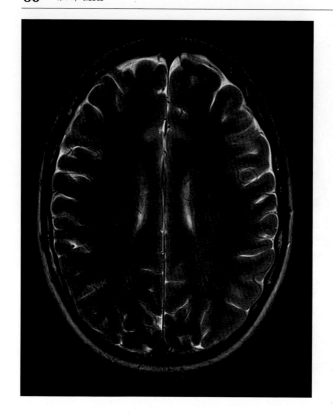

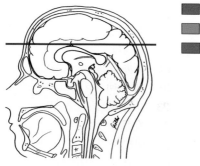

███ 额叶
███ 顶叶
███ 枕叶

1 额骨	15 侧脑室(中央部)
2 上矢状窦	16 中央沟
3 大脑上静脉	17 放射冠
4 额上回	18 中央后回
5 大脑纵裂	19 顶骨
6 大脑镰	20 中央后沟
7 冠状缝	21 楔前叶
8 额中回	22 缘上回
9 胼缘动脉	23 人字缝
10 额下回	24 角回
11 胼周动脉	25 枕骨
12 中央前沟	26 顶枕沟
13 扣带回与扣带	27 枕回
14 中央前回	

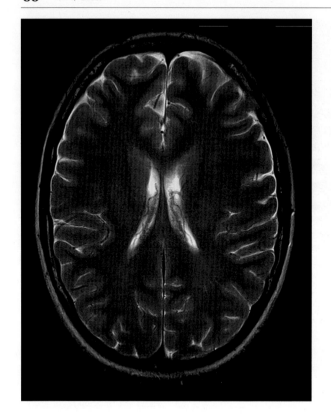

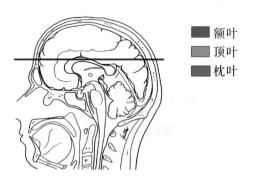

██ 额叶
██ 顶叶
██ 枕叶

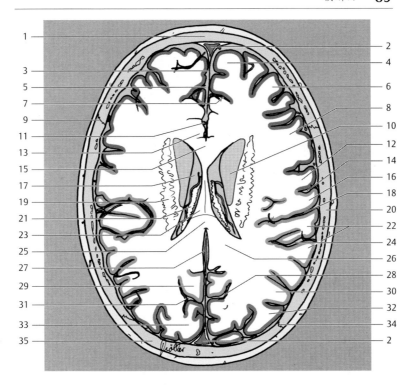

1	额骨	19	放射冠
2	上矢状窦	20	顶骨
3	大脑镰	21	脉络丛
4	额上回	22	缘上回
5	大脑纵裂	23	穹隆
6	额中回	24	外侧沟(后支)
7	扣带沟	25	胼胝体(压部)
8	额下回	26	枕钳
9	冠状缝	27	下矢状窦
10	尾状核头	28	顶枕沟
11	胼周动脉	29	楔前叶
12	中央前回	30	角回
13	扣带回	31	顶枕动脉
14	中央沟	32	枕回
15	胼胝体(膝部)	33	楔叶
16	中央后回	34	人字缝
17	侧脑室	35	枕骨
18	外侧沟		

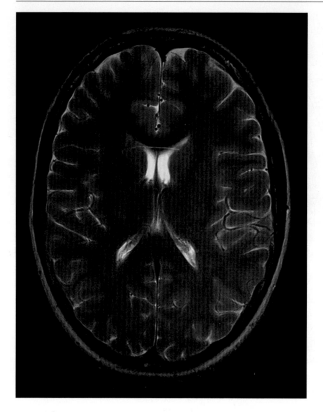

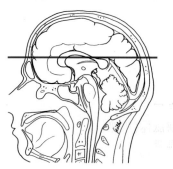

	额叶
	颞叶
	顶叶
	枕叶

1	额骨	7	胼周动脉
2	上矢状窦	8	额中回
3	大脑镰	9	胼胝体(膝部)
4	额上回	10	侧脑室(前角)
5	扣带沟	11	尾状核头
6	扣带回	12	额下回

▶

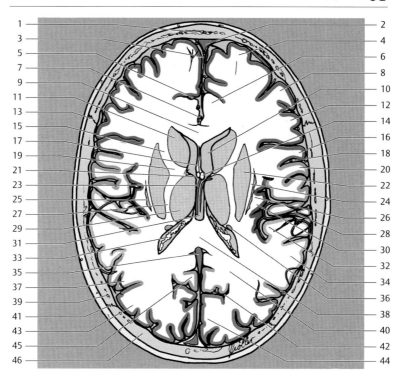

13	冠状缝	
14	穹隆(柱)	
15	内囊(前肢)	
16	中央前回	
17	透明隔腔	
18	中央沟	
19	内囊(膝部)	
20	中央后回	
21	室间孔(Monro孔)	
22	壳核	
23	大脑内静脉	
24	外囊	
25	屏状核	
26	最外囊	
27	内囊(后肢)	
28	外侧沟	
29	丘脑	

30	岛叶
31	第三脑室(松果体上隐窝)
32	颞横回
33	侧脑室后角三角区脉络丛
34	颞上回
35	大脑大静脉
36	尾状核尾
37	角回
38	胼胝体(压部)
39	顶骨
40	枕钳
41	人字缝
42	顶枕沟
43	枕回
44	楔叶
45	楔前叶
46	枕骨

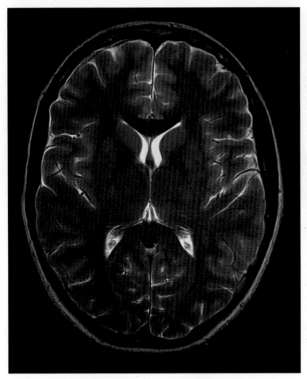

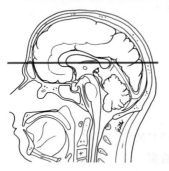

■ 额叶
□ 颞叶
▨ 顶叶
■ 枕叶

1	额骨	7	胼周动脉
2	上矢状窦	8	冠状缝
3	大脑镰	9	胼胝体(膝部)
4	额上回	10	额中回
5	扣带沟	11	侧脑室
6	额下回	12	岛叶皮质

▶

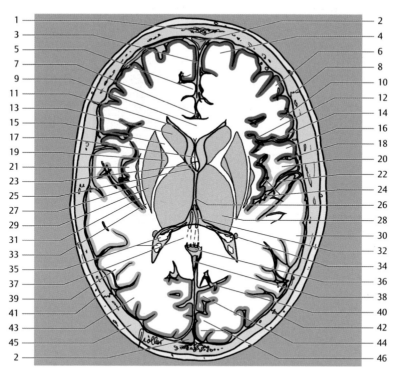

13	尾状核头	30	颞中回
14	外侧沟	31	最外囊
15	内囊(前肢)	32	大脑内静脉
16	中央前回	33	内囊(后肢)
17	透明隔腔	34	尾状核尾
18	中央沟	35	脉络丛
19	苍白球	36	大脑大静脉
20	中央后回	37	胼胝体(压部)
21	岛叶	38	直窦
22	外侧沟	39	顶枕回
23	穹隆	40	顶枕沟
24	岛池	41	顶骨
25	室间孔	42	人字缝
26	第三脑室	43	枕回
27	屏状核	44	外侧沟(后支)
28	丘脑	45	枕骨
29	壳核	46	楔叶

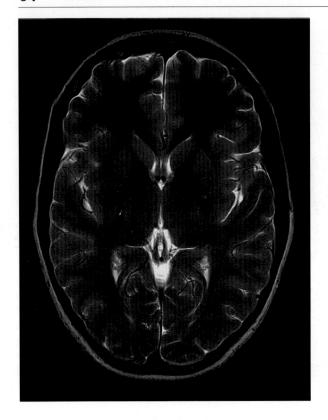

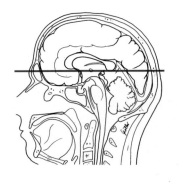

	额叶
	颞叶
	顶叶
	枕叶

1	额骨	6	额中回
2	上矢状窦	7	大脑前动脉
3	大脑镰	8	冠状缝
4	额上回	9	侧脑室(前角)
5	扣带回		▶

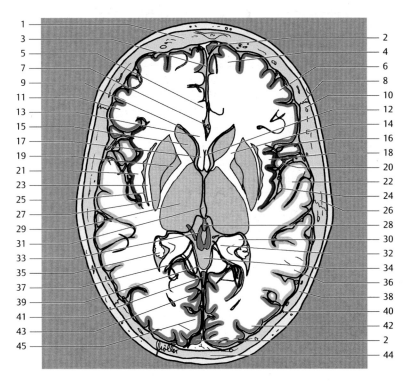

10	顶骨	28	松果体
11	额下回	29	丘脑
12	透明隔腔	30	海马
13	胼胝体	31	第三脑室
14	内囊（前肢）	32	海马旁回钩
15	尾状核头	33	大脑内静脉与大静脉
16	外侧沟	34	小脑上池
17	穹隆	35	侧脑室后角三角区脉络丛
18	岛叶	36	颞中回
19	苍白球	37	顶枕动脉
20	岛动脉	38	顶骨
21	最外囊	39	小脑幕
22	颞上回	40	人字缝
23	外囊	41	直窦
24	岛池	42	枕回
25	屏状核	43	楔叶
26	颞骨	44	枕骨
27	壳核	45	纹状皮层

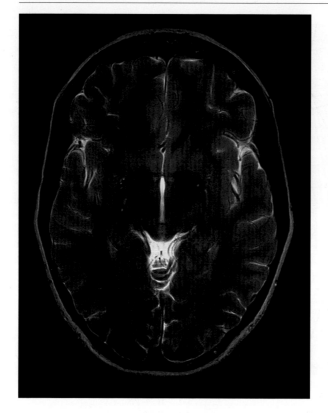

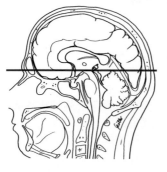

	额叶
	颞叶
	枕叶
	小脑
	中脑

1	额骨	6	额中回
2	额上回	7	额下回
3	扣带回	8	尾状核头
4	大脑镰	9	外侧沟
5	大脑前动脉	10	内囊(前肢)

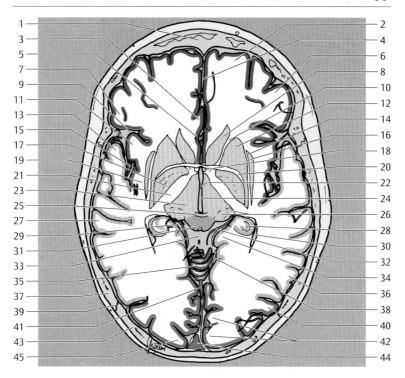

11	岛叶	29	环池
12	壳核	30	侧脑室(颞角)
13	颞上回	31	下丘
14	外囊	32	基底静脉
15	岛动脉	33	四叠体池
16	屏状核	34	海马旁回钩
17	苍白球(内侧段与外侧段)	35	小脑上蚓部
18	穹隆	36	颞下回
19	最外囊	37	颞骨
20	前连合	38	小脑幕
21	内囊(后肢)	39	人字缝
22	丘脑间黏合	40	枕回
23	丘脑	41	直窦
24	第三脑室	42	纹状皮层
25	后连合	43	枕骨
26	内/外膝状体	44	上矢状窦
27	颞中回	45	枕极
28	海马		

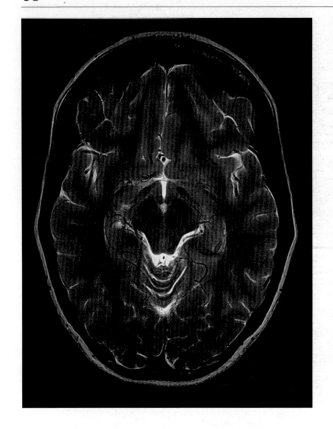

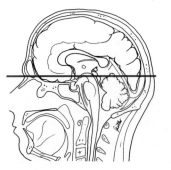

	额叶
	颞叶
	枕叶
	小脑
	中脑

1	额窦	6	扣带回
2	额上回	7	脑岛环状沟
3	额骨	8	额中回
4	大脑镰	9	外侧沟
5	视束	10	大脑前动脉

▶

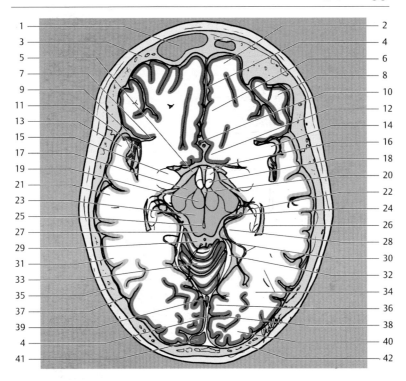

11	岛动脉	27	下丘
12	胼胝体下皮质	28	海马旁回钩
13	颞上回	29	四叠体池
14	岛叶	30	大脑后动脉
15	杏仁体	31	颞下回
16	第三脑室(视隐窝)与下丘脑	32	小脑幕
17	大脑脚	33	小脑前叶(蚓部)
18	乳头体	34	视辐射
19	红核	35	颞骨
20	脚间窝	36	纹状皮层
21	颞中回	37	人字缝
22	海马	38	距状沟
23	中脑顶盖	39	直窦
24	环池	40	枕极
25	中脑导水管	41	上矢状窦
26	侧脑室(颞角)	42	枕骨

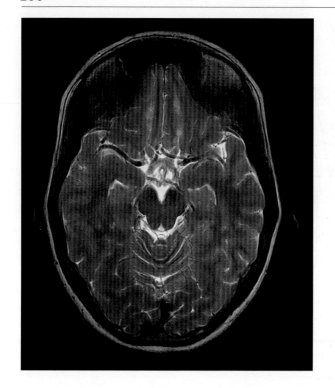

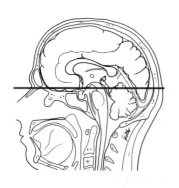

■	额叶
■	颞叶
■	枕叶
■	小脑
■	中脑

1	额窦	6	眶回
2	额骨	7	蝶骨
3	大脑镰	8	颞肌
4	眶顶壁	9	视交叉
5	直回	10	嗅沟

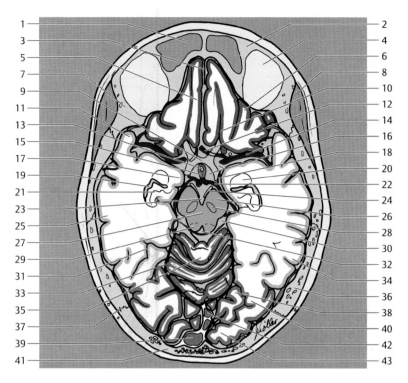

11　颞上回	28　黑质
12　大脑前动脉	29　下丘
13　漏斗隐窝	30　环池
14　大脑中动脉	31　侧副沟
15　下丘脑	32　中脑导水管
16　交叉池	33　小脑幕
17　海马旁回钩	34　颞下回
18　后交通动脉	35　小脑前叶
19　侧脑室(颞角)	36　颞骨
20　杏仁体	37　人字缝
21　海马	38　枕颞内侧回
22　大脑后动脉	39　上矢状窦
23　脚间池	40　枕颞外侧回
24　动眼神经(Ⅲ)	41　枕骨
25　颞中回	42　直窦
26　大脑脚	43　枕回
27　中脑顶盖	

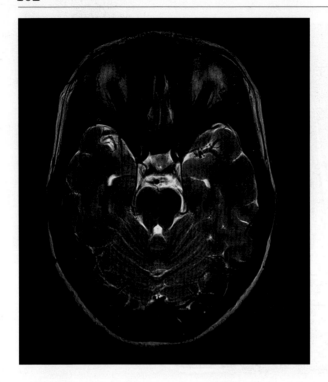

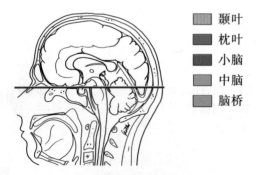

▨	颞叶
▨	枕叶
▨	小脑
▨	中脑
▨	脑桥

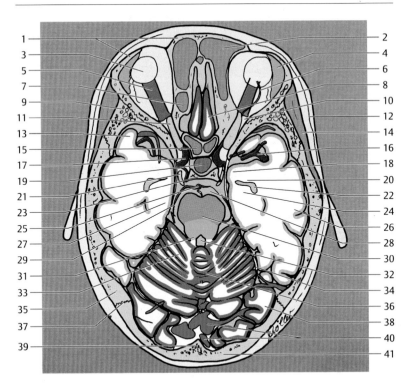

1	额骨	15	蝶窦	29	大脑后动脉
2	额窦	16	大脑中动脉	30	脑桥
3	眼球	17	颈内动脉	31	小脑上脚
4	泪腺	18	海马旁回钩	32	第四脑室
5	上直肌	19	垂体腺	33	小脑前叶
6	眼静脉	20	杏仁体	34	小脑幕
7	筛房	21	展神经（Ⅵ）	35	颞骨
8	直回	22	侧脑室（颞角）	36	小脑蚓部
9	蝶骨	23	鞍背	37	人字缝
10	眶上裂	24	海马	38	枕回
11	视神经（Ⅱ）	25	基底动脉	39	枕内隆突
12	颞顶肌	26	颞中回	40	窦汇
13	颞上回	27	海马旁回	41	枕骨
14	颞肌	28	桥前池		

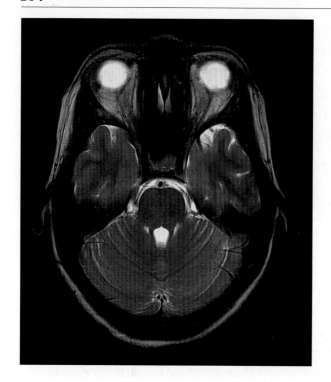

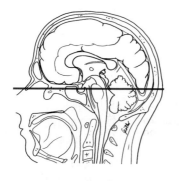

 颞叶

 小脑

脑桥

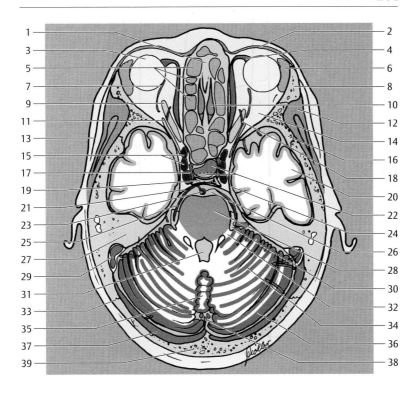

1 筛骨	21 后岩床突韧带
2 眼轮匝肌与枕额肌	22 垂体（神经垂体与腺垂体）
3 眼球	23 基底动脉
4 内直肌	24 前岩床突韧带
5 筛房	25 大脑后动脉
6 泪腺	26 桥前池
7 眼上静脉	27 颞骨（岩部）
8 颧骨	28 脑桥
9 视神经（Ⅱ）	29 乙状窦
10 嗅球	30 三叉神经（Ⅴ）
11 动眼神经（Ⅲ）与展神经（Ⅵ）	31 第四脑室
12 颞肌	32 小脑中脚
13 颞顶肌	33 人字缝
14 眶窝脂肪	34 小脑前叶
15 颈内动脉	35 小脑蚓部
16 蝶骨	36 小脑后叶
17 海绵窦	37 横窦
18 眼动脉	38 枕窦
19 鞍背	39 枕骨
20 颞下回	

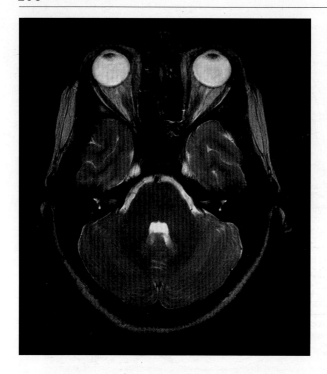

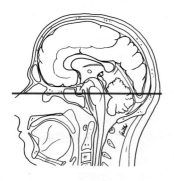

 颞叶

 小脑

 脑桥

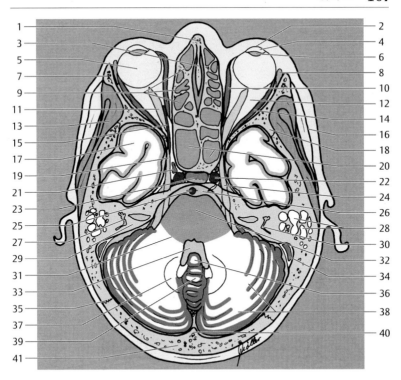

1	鼻骨	15	眼动脉	29	颞骨(岩部)
2	角膜	16	颞顶肌	30	半规管
3	鼻中隔	17	颞叶(颞极)	31	小脑中脚
4	眼球前房	18	蝶骨	32	脑桥
5	眼球	19	动眼神经(Ⅲ)	33	第四脑室
6	晶状休	20	蝶窦	34	乙状窦
7	颧骨	21	海绵窦	35	人字缝
8	泪腺	22	颈内动脉	36	小脑蚓垂
9	筛房	23	垂体	37	齿状核
10	内直肌	24	三叉神经节	38	小脑后叶
11	视神经(Ⅱ)	25	基底动脉	39	小脑蚓部
12	眶窝脂肪	26	桥前池	40	枕内隆突
13	颞肌	27	耳蜗	41	枕骨
14	外直肌	28	乳突气房		

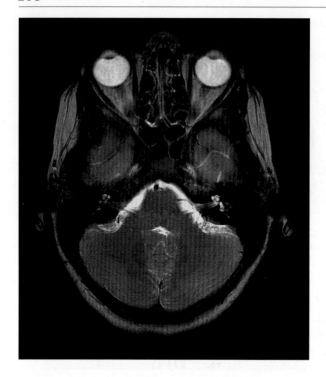

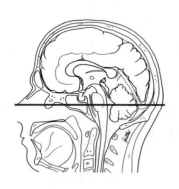

颞叶

小脑

脑桥

1	鼻骨	6	晶状体
2	角膜	7	颧骨
3	筛房	8	内直肌
4	眼球前房	9	视神经（Ⅱ）
5	眼球	10	外直肌

▶

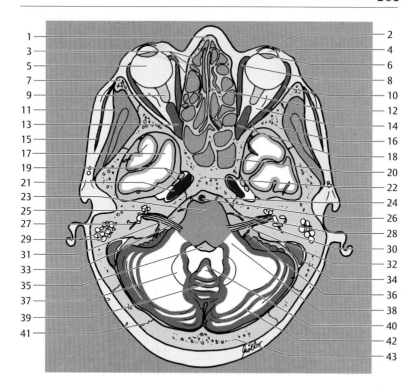

11	颞肌	28	小脑上动脉
12	鼻中隔	29	乳突气房
13	上直肌与上睑提肌	30	面神经(Ⅶ)与中间神经
14	眶窝脂肪	31	内耳道
15	颞顶肌	32	前庭蜗神经(听神经,Ⅷ)
16	蝶骨	33	脑桥小脑池
17	颞极	34	乙状窦
18	眶上裂	35	第四脑室
19	上颌神经与下颌神经	36	小脑下前动脉
20	蝶窦	37	齿状核
21	颈内动脉	38	小脑中脚
22	斜坡	39	小脑蚓部
23	脑桥	40	小脑蚓垂
24	展神经(Ⅵ)	41	人字缝
25	耳蜗	42	小脑尾叶
26	基底动脉	43	枕骨
27	后半规管		

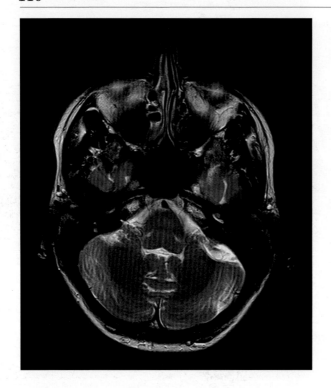

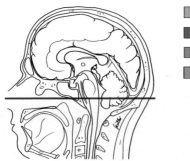

 颞叶

 小脑

脑桥

 延髓

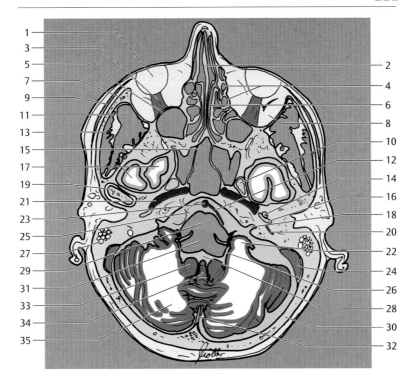

1	眼球	19	下颌头
2	鼻中隔	20	后半规管
3	下直肌	21	颈内动脉
4	筛房	22	小脑绒球
5	上颌窦	23	基底动脉
6	鼻腔	24	横窦
7	颧骨	25	脑桥小脑池
8	球后脂肪	26	第四脑室外侧孔
9	眼轮匝肌		（Luschka 孔）
10	三叉神经（Ⅴ）	27	乳突气房
11	颞肌	28	第四脑室
12	小脑下前动脉	29	脑桥
13	咬肌	30	枕骨
14	耳蜗	31	延髓
15	蝶窦	32	小脑镰
16	前庭	33	小脑扁桃体
17	颞下回	34	小脑蚓部
18	内耳道	35	小脑

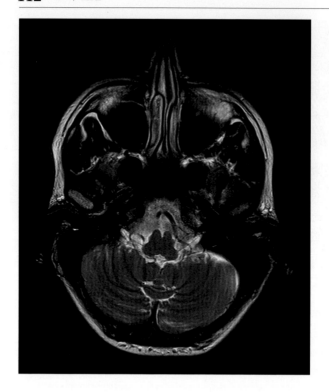

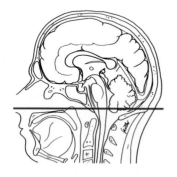

 小脳
延髓

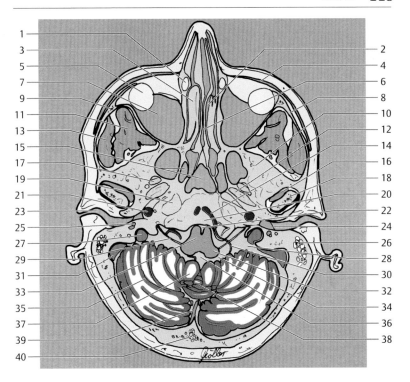

1 鼻泪管	15 蝶骨	29 舌咽神经(Ⅸ)与
2 鼻腔	16 关节盘	迷走神经(Ⅹ)
3 鼻甲	17 三叉神经(Ⅴ)	30 小脑下前动脉
4 眼轮匝肌	18 下颌头	31 乙状窦
5 眼球	19 破裂孔	32 延髓(小脑尾侧脚)
6 鼻中隔	20 斜坡	33 延髓(橄榄核)
7 上颌窦	21 颈内动脉	34 第四脑室外侧孔
8 蝶骨	22 前正中裂	(Luschka 孔)
9 颧骨	23 外耳道	35 小脑(后叶)
10 颞骨	24 鼓膜	36 第四脑室
11 颞肌	25 耳蜗	37 小脑扁桃体
12 咽鼓管	26 乳突气房	38 小脑蚓部
13 咬肌	27 颈内静脉	39 小脑镰
14 椎动脉	28 脑桥小脑池	40 枕骨

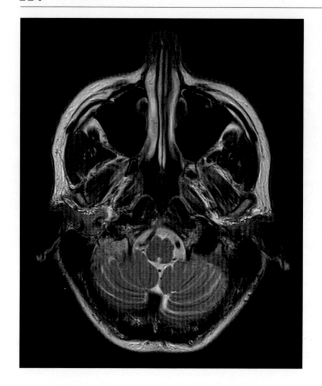

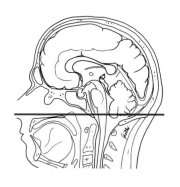

■ 小脑
■ 延髓

1 鼻骨	5 提上唇肌
2 鼻中隔	6 上颌窦内壁与裂孔
3 上鼻甲	7 眼轮匝肌
4 上颌骨与眶下管	8 犁骨(蝶骨) ▶

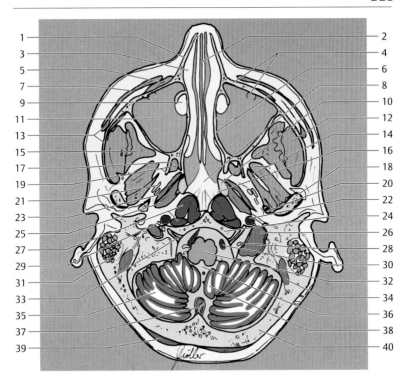

9 鼻泪管	25 腭帆提肌
10 咽鼓管	26 颈内静脉(球)
11 上颌窦	27 头长肌
12 咬肌	28 迷走神经(Ⅹ)与副神经(Ⅺ)
13 颧骨与颧肌	29 舌咽神经(Ⅸ)
14 翼外肌(上头与下头)	30 椎动脉
15 颞肌	31 乳突气房
16 咽隐窝	32 延髓
17 翼内肌	33 舌下神经(Ⅻ)
18 下颌头	34 乙状窦
19 翼突(内侧板与外侧板)	35 小脑半球(后叶)
20 蝶骨	36 第四脑室(内侧孔)
21 下颌神经与耳颞神经	37 小脑镰与枕窦
22 颈内动脉	38 小脑扁桃体
23 腭帆张肌	39 头半棘肌
24 斜坡	40 枕骨

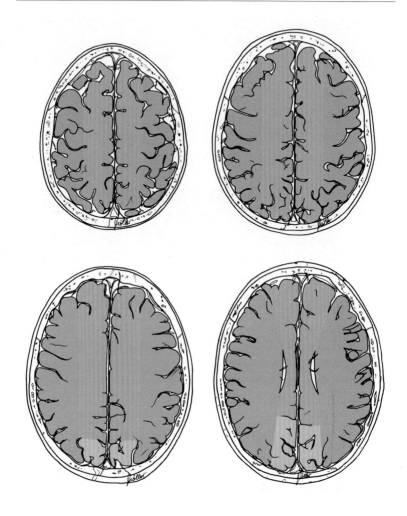

大脑前动脉

终末支

大脑中动脉

终末支

大脑后动脉

终末支

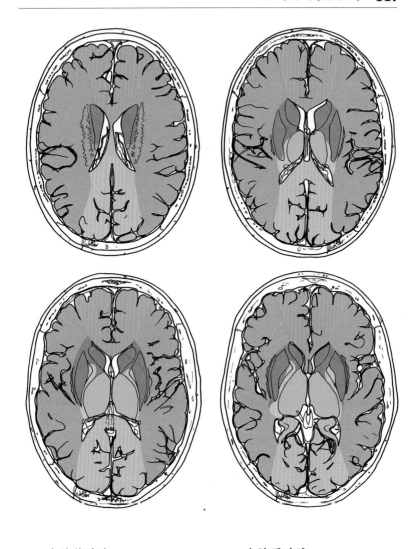

大脑前动脉
- 终末支
- 中央支(豆纹支与 Heubner 返动脉)

大脑中动脉
- 终末支
- 中央支(豆纹支)

大脑后动脉
- 终末支
- 中央支(包括后交通动脉)

- 脉络丛前动脉

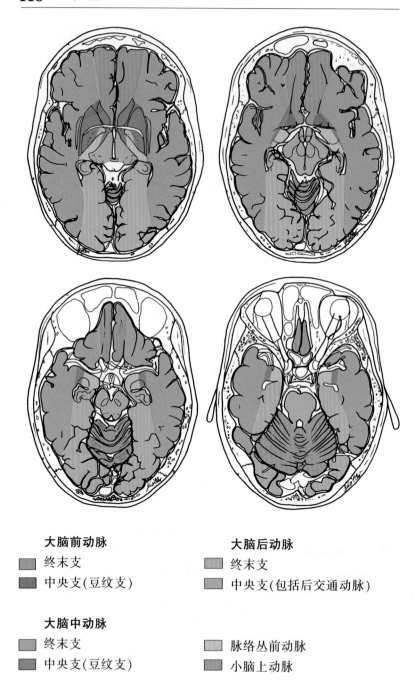

大脑前动脉

- 终末支
- 中央支(豆纹支)

大脑后动脉

- 终末支
- 中央支(包括后交通动脉)

大脑中动脉

- 终末支
- 中央支(豆纹支)

- 脉络丛前动脉
- 小脑上动脉

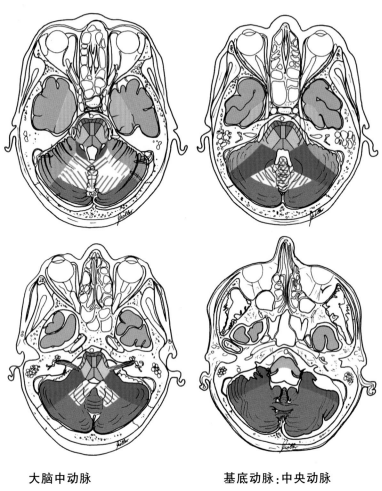

大脑中动脉

▨ 终末支

大脑后动脉

▨ 终末支

基底动脉:浅动脉

▨ 短旋动脉

▨ 长旋动脉

基底动脉:中央动脉

▨ 前内侧

▨ 前外侧

▨ 外侧

▨ 背侧

▨ 小脑上动脉

▨ 小脑下前动脉

▨ 边缘区

▨ 小脑下后动脉

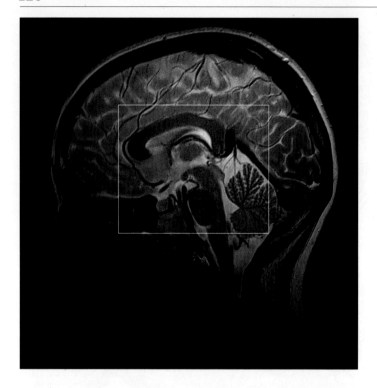

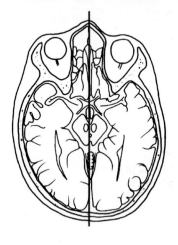

▨	额叶
▨	顶叶
▨	枕叶
▨	小脑
▨	中脑
▨	脑桥
▨	延髓

1 额上回
2 顶骨与冠状缝
3 额骨
4 上矢状窦
5 扣带回与扣带沟
6 中央前回
7 胼胝体(干) ▶

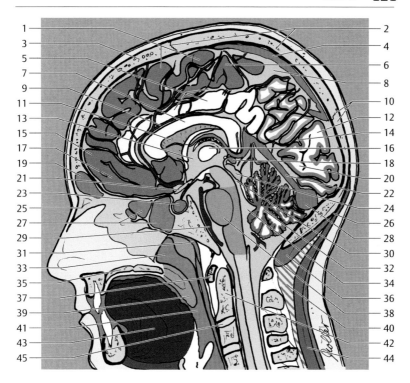

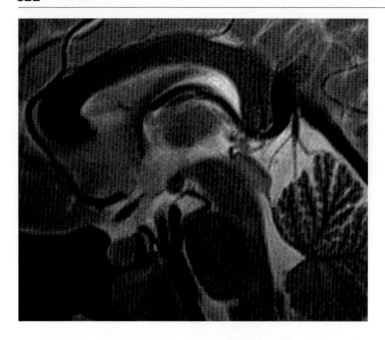

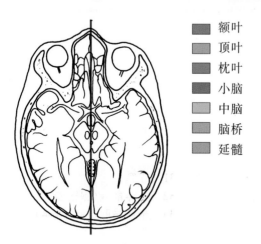

■	额叶
■	顶叶
■	枕叶
■	小脑
■	中脑
■	脑桥
■	延髓

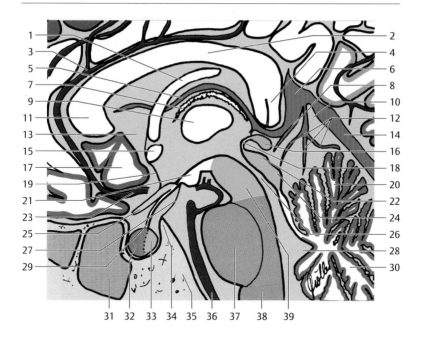

1	穹隆(体)
2	胼胝体(干)
3	胼周动脉
4	胼胝体(压部)
5	大脑内静脉
6	大脑大静脉
7	脉络丛
8	基底静脉
9	丘脑间黏合
10	大脑大静脉池
11	胼胝体(膝部)
12	小脑静脉
13	第三脑室
14	直窦
15	前连合
16	松果体
17	终板旁回
18	后连合
19	终板
20	小脑半球(前叶)
21	乳头体
22	四叠体板(上丘部)
23	大脑前动脉
24	四叠体板(后丘部)
25	视神经(Ⅱ)
26	导水管
27	Liliequist 膜
28	第四脑室(顶)
29	垂体漏斗
30	小脑半球(后叶)
31	蝶窦
32	垂体前叶(腺垂体)
33	垂体后叶(神经垂体)
34	鞍背
35	斜坡
36	基底动脉
37	脑桥
38	延髓
39	中脑

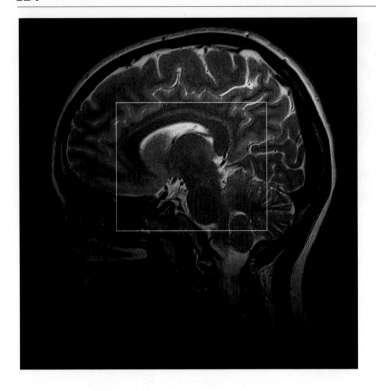

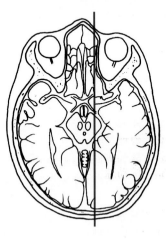

■	额叶
■	顶叶
■	枕叶
■	小脑
■	中脑
■	脑桥
■	延髓

1   额骨与冠状缝
2   顶骨
3   额上回
4   中央前回
5   扣带回
6   中央沟
7   胼胝体
8   中央后回   ▶

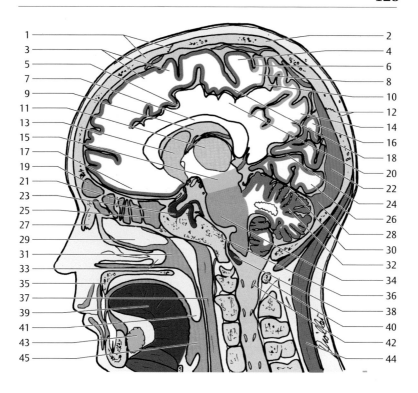

9	侧脑室(中央部)	28	窦汇
10	中央后沟	29	中鼻甲
11	丘脑	30	小脑幕
12	枕骨与人字缝	31	鼻咽
13	尾状核(头)	32	小脑
14	楔前叶	33	下鼻甲
15	大脑脚	34	脑桥
16	楔叶	35	硬腭
17	直回	36	斜坡
18	中央旁小叶	37	头长肌
19	额窦	38	椎动脉
20	扣带回	39	舌
21	筛窦	40	寰椎后弓
22	上矢状窦	41	腭垂
23	颈内动脉(虹吸段)	42	脊神经根
24	距状沟	43	舌下腺
25	蝶窦	44	头半棘肌
26	枕颞内侧回	45	口咽
27	鼻骨		

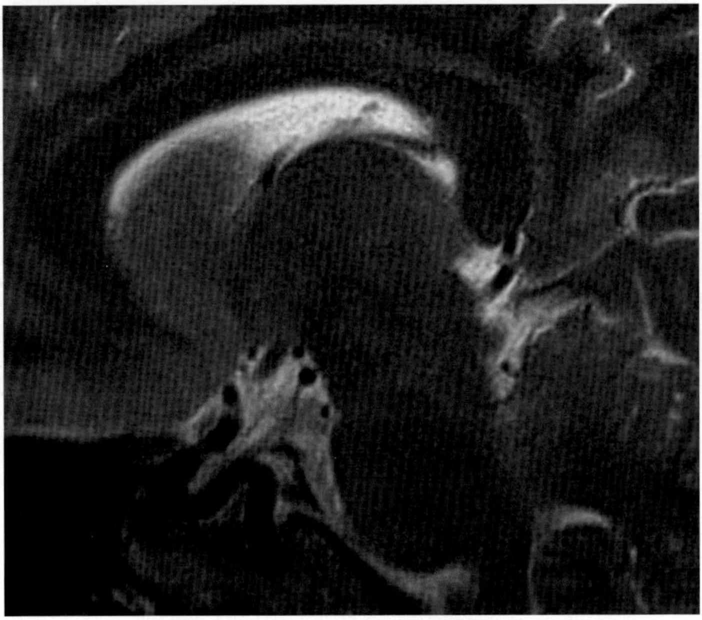

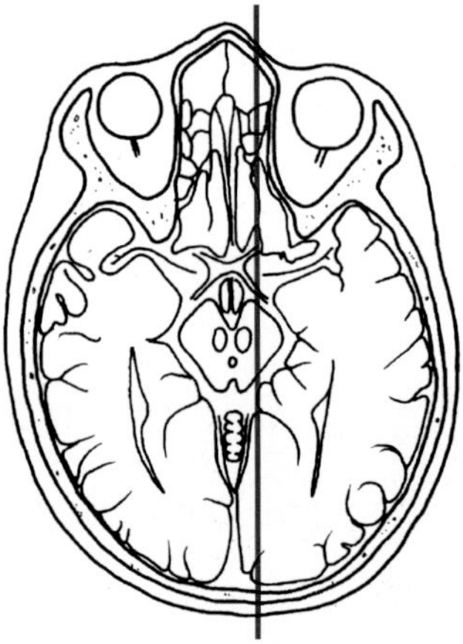

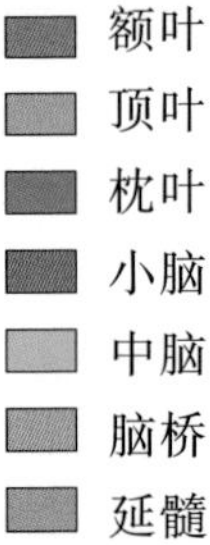
额叶
顶叶
枕叶
小脑
中脑
脑桥
延髓

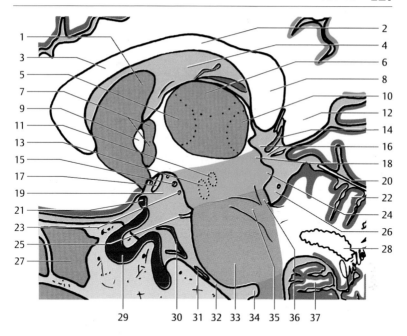

1 尾状核头	20 小脑幕
2 胼胝体(干)	21 大脑前动脉
3 胼胝体(膝部)	22 小脑半球(前叶)
4 侧脑室	23 小脑上动脉
5 丘脑(腹外侧核群)	24 四叠体板(后丘部)
6 丘脑(后外侧核群)	25 三叉神经(Ⅴ)
7 苍白球(外侧段与内侧段)	26 环池
8 胼胝体(压部)	27 蝶窦
9 前连合	28 齿状核
10 丘脑(枕部)	29 颈内动脉
11 红核	30 后交通动脉
12 海马旁回	31 展神经(Ⅵ)
13 黑质	32 桥前池
14 大脑大静脉	33 脑桥
15 大脑后动脉	34 第四脑室(外侧孔)
16 四叠体池	35 小脑脚
17 视束	36 外侧丘系
18 四叠体板(上丘部)	37 小脑扁桃体
19 脚间池	

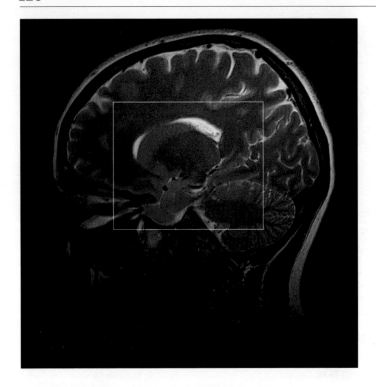

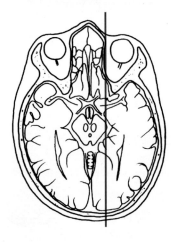

- ▨ 额叶
- ▨ 颞叶
- ▨ 顶叶
- ▨ 枕叶
- ▨ 小脑
- ▨ 脑桥

1 额骨与冠状缝
2 顶骨
3 额上回
4 中央前回
5 胼胝体
6 中央后回
7 尾状核(体)
8 中央沟

▶

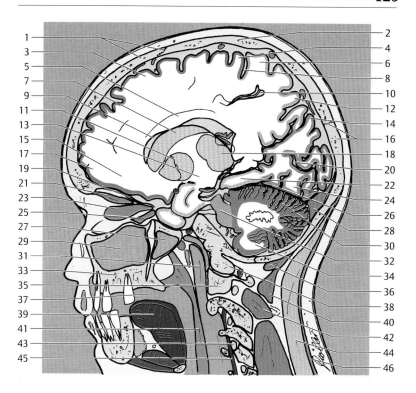

9	侧脑室（前角）	22	海马旁回	35	寰椎侧块
10	中央后沟	23	内直肌	36	头后小直肌
11	基底核	24	枕颞内侧回	37	口咽
12	楔前叶	25	下直肌	38	枕髁
13	大脑脚	26	小脑幕	39	舌
14	楔叶	27	蝶窦	40	头后大直肌
15	眶回	28	横窦	41	咽中缩肌
16	枕骨与人字缝	29	上颌窦	42	头下斜肌
17	额下回	30	小脑上叶	43	脊神经根（C4）
18	丘脑	31	头长肌	44	头夹肌
19	眶顶	32	小脑中脚	45	椎动脉
20	距状沟	33	腭骨	46	斜方肌
21	上直肌	34	小脑下叶		

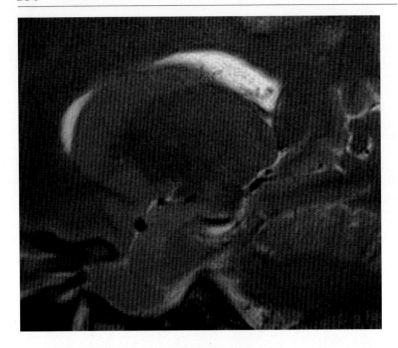

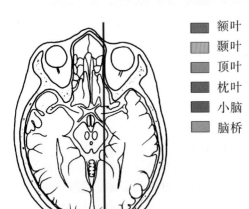

■ 额叶
■ 颞叶
■ 顶叶
■ 枕叶
■ 小脑
■ 脑桥

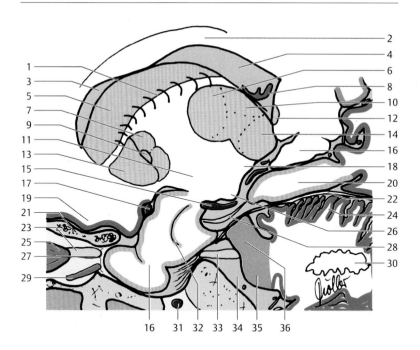

1	纹状体	19	眶回
2	胼胝体(干)	20	舌回
3	侧脑室(前角)	21	蝶骨(小翼)
4	侧脑室	22	小脑幕
5	尾状核(头)	23	视神经(Ⅱ)
6	丘脑(腹侧核群)	24	小脑半球(前叶)
7	苍白球	25	内直肌
8	脉络丛	26	外侧膝状体
9	前连合	27	眶上裂
10	丘脑(后外侧核群)	28	滑车神经(Ⅳ)
11	内囊	29	动眼神经(Ⅲ)
12	穹隆(脚)	30	齿状核
13	壳核	31	颈内动脉
14	丘脑(枕部)	32	侧脑室(颞角)
15	大脑后动脉	33	三叉神经(Ⅴ)
16	海马旁回	34	脑桥小脑池
17	大脑中动脉	35	脑桥
18	内侧膝状体	36	小脑中脚

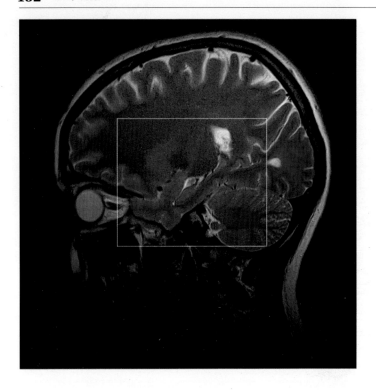

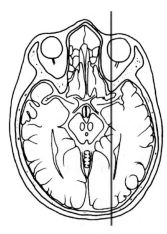

<table>
<tr><td>■</td><td>额叶</td></tr>
<tr><td>■</td><td>颞叶</td></tr>
<tr><td>■</td><td>顶叶</td></tr>
<tr><td>■</td><td>枕叶</td></tr>
<tr><td>■</td><td>小脑</td></tr>
</table>

1	额骨与冠状缝
2	顶骨
3	额上回
4	中央后回
5	尾状核(体)
6	中央前回
7	丘脑
8	中央沟

▶

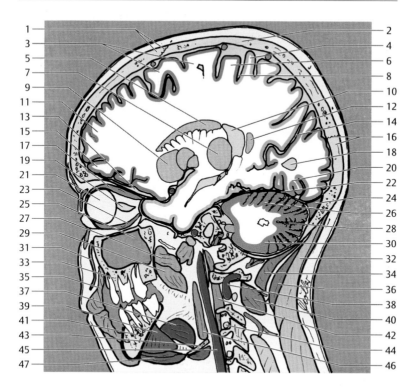

9	基底核	22	小脑幕	35	眼轮匝肌
10	侧脑室	23	下直肌	36	头半棘肌
11	额中回	24	横窦	37	舌骨舌肌
12	胼胝体(枕钳)	25	上颌窦	38	椎动脉
13	眶顶	26	小脑前叶	39	下颌舌骨肌
14	顶枕沟	27	腭帆提肌	40	头下斜肌
15	眶回	28	小脑水平裂	41	下颌骨
16	枕骨与人字缝	29	翼内肌	42	头长肌
17	上直肌	30	小脑后叶	43	舌骨
18	侧脑室(枕角)	31	提上唇肌	44	脊神经根(C3)
19	视神经(Ⅱ)	32	头夹肌	45	颈内动脉
20	枕颞内侧回	33	上颌骨	46	咽中缩肌
21	眼球	34	头后大直肌	47	二腹肌

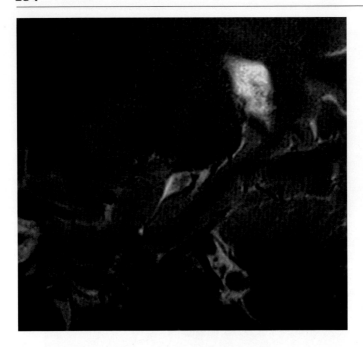

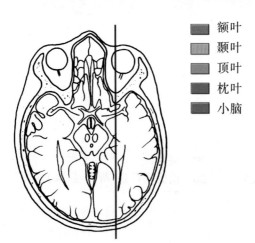

额叶
颞叶
顶叶
枕叶
小脑

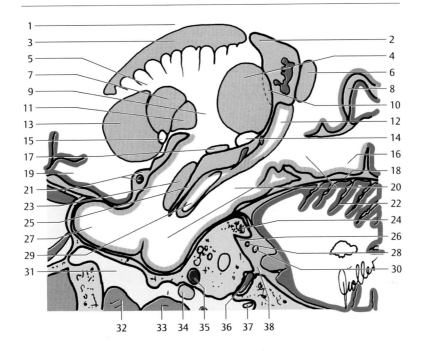

1	胼胝体(干)	20	海马旁回
2	侧脑室(中央部)	21	大脑外侧裂池内的大脑中动脉
3	尾状核(体)	22	小脑半球(前叶)
4	丘脑(枕部)	23	杏仁核
5	内囊(前肢)	24	颞骨岩部
6	胼胝体(枕钳)	25	侧脑室(颞角)
7	苍白球(外侧段)	26	内耳道
8	顶枕沟	27	颞极
9	内囊(后肢)	28	面神经(Ⅶ)
10	穹隆(脚)	29	齿状回
11	苍白球(内侧段)	30	前庭蜗神经(听神经,Ⅷ)
12	外侧膝状体	31	颞下窝
13	壳核	32	翼内肌
14	海马下托	33	软腭提肌
15	前连合	34	咽鼓管
16	枕颞内侧回	35	颈内动脉(岩段)
17	视束	36	颈静脉孔内的颈内静脉
18	小脑幕	37	舌下神经管内的舌下神经(Ⅻ)
19	眶回	38	脑桥小脑池

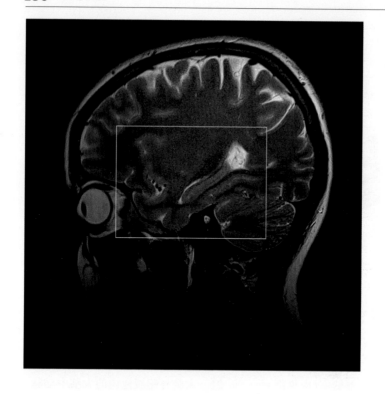

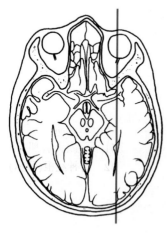

▨	额叶
▨	颞叶
▨	顶叶
▨	枕叶
▨	小脑

1 额骨与冠状缝
2 顶骨
3 大脑白质(半卵圆中心)
4 中央前回
5 额上回
6 中央后回
7 基底节 ▶

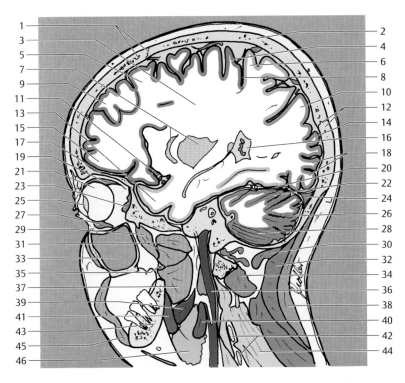

8 中央沟	21 眼球	34 头下斜肌
9 额中回	22 小脑前叶	35 翼突外侧板
10 楔前叶	23 外直肌	36 颈内动脉
11 岛动脉	24 横窦	37 翼内肌
12 枕骨与人字缝	25 晶状体	38 斜方肌
13 颞极	26 水平裂	39 茎突舌肌
14 楔叶	27 下直肌	40 二腹肌
15 眶回	28 小脑后叶	41 下颌舌骨肌
16 侧脑室(枕角)	29 颞肌	42 脊神经根(颈丛)
17 眶顶	30 头后大直肌	43 下颌骨
18 枕回	31 翼外肌	44 肩胛提肌
19 上直肌	32 头半棘肌	45 口轮匝肌
20 小脑幕	33 上颌窦	46 下颌下腺

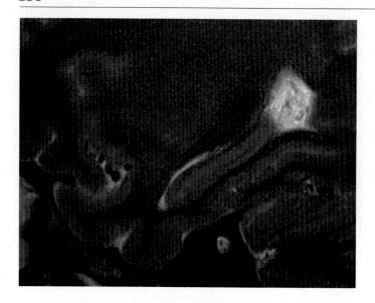

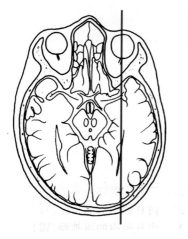

额叶

颞叶

小脑

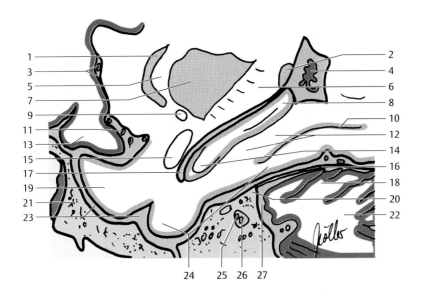

1	屏状核	15	杏仁核
2	尾状核(尾)	16	小脑幕
3	岛动脉	17	侧脑室(颞角)
4	侧脑室(中央部)伴脉络丛	18	小脑前叶
5	外囊	19	颞叶(颞极)
6	内囊	20	颞骨岩部(上缘)
7	壳核	21	蝶骨(大翼)
8	海马下托	22	小脑(白质)
9	前连合	23	颅中窝
10	侧副沟	24	枕颞内侧回
11	大脑中动脉	25	内耳道内的面神经(Ⅶ)
12	海马旁回	26	内耳道内的听神经(Ⅷ)
13	眶回	27	脑桥小脑池
14	齿状回		

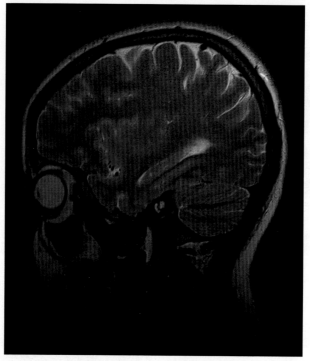

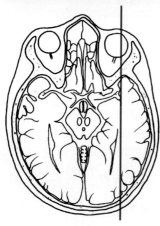

■ 额叶
■ 颞叶
■ 顶叶
■ 枕叶
■ 小脑

1　额骨与冠状缝
2　顶骨
3　额中回
4　中央前回
5　额下沟
6　中央后回
7　岛回
8　中央沟
9　额下回
10　额叶岛盖
11　大脑外侧裂池（岛池）和岛动脉
12　楔前叶　　　　　　　　　▶

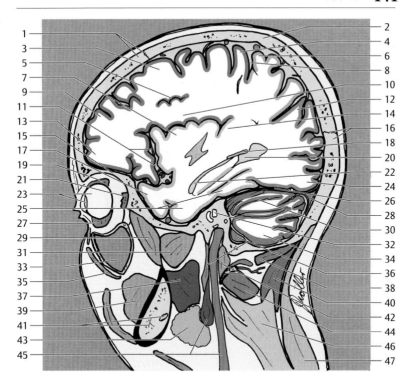

13 眶回
14 颞横回
15 眶顶
16 枕骨与人字缝
17 颞极
18 尾状核(尾)
19 上睑提肌
20 侧脑室(枕角)
21 外直肌
22 侧脑室(颞角)
23 眼球与晶状体
24 枕回
25 枕颞内侧回
26 小脑幕
27 下斜肌
28 横窦
29 颞肌
30 小脑前叶

31 翼外肌
32 内耳道
33 上颌窦
34 小脑后叶
35 眼轮匝肌
36 乙状窦与茎突咽肌
37 翼内肌
38 头后大直肌
39 颊肌
40 头半棘肌
41 下颌骨与下颌管
　　(下牙槽神经)
42 寰椎(横突)与头外侧直肌
43 下颌下腺
44 头下斜肌
45 颈内静脉与二腹肌
46 肩胛提肌
47 头夹肌

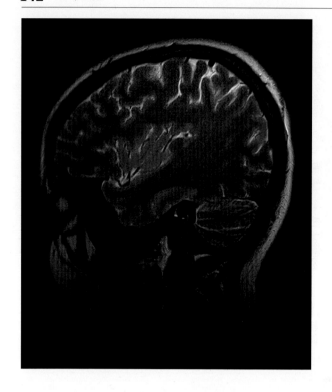

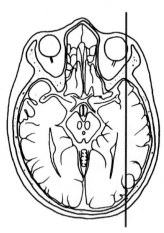

	额叶
	颞叶
	顶叶
	枕叶
	小脑

1 额骨与冠状缝

2 顶骨

3 额中回

4 中央前回

5 额下沟

6 中央后回与中央后沟

7 岛回

8 中央沟 ▶

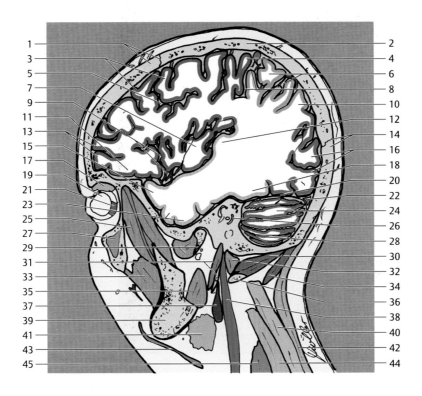

9	大脑外侧裂池 (岛池)与岛动脉	
10	角回	
11	眶回	
12	颞横回	
13	额下回	
14	枕骨与人字缝	
15	颞上回	
16	枕回	
17	泪腺	
18	颞下回	
19	眼球	
20	小脑幕	
21	外直肌	33 颊肌
22	横窦	34 头半棘肌
23	颞极与颞中回	35 翼内肌
24	小脑前叶	36 寰椎横突
25	颞肌	37 二腹肌(后腹)
26	后半规管	38 颈内静脉
27	上颌窦	39 下颌骨
28	小脑后叶	40 肩胛提肌
29	翼外肌与 下颌头	41 下颌下腺
30	头上斜肌	42 头夹肌
31	茎状肌与茎突	43 颈阔肌
32	头外侧直肌	44 颈夹肌
		45 后斜角肌

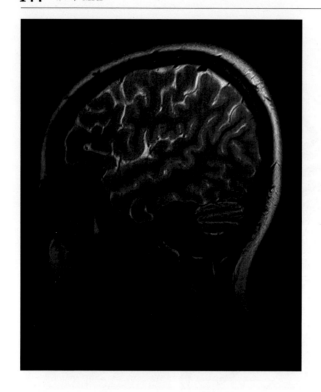

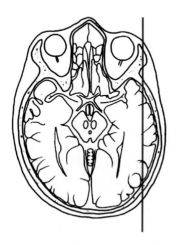

▨	额叶
▨	颞叶
▨	顶叶
▨	小脑

1　额骨与冠状缝
2　顶骨
3　额中回
4　中央前回
5　额下沟
6　中央后回与中央后沟　▶

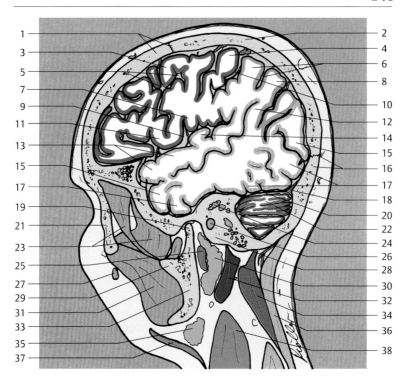

7 额下回(岛叶皮质)	23 颞肌
8 缘上回	24 乳突窦
9 外侧沟	25 下颌后静脉
10 中央沟	26 外耳道
11 额下回(岛盖部)	27 颧肌
12 角回	28 乳突
13 颞上回	29 冠状突
14 颞横回	30 腮腺
15 颞中回	31 咬肌
16 枕骨与人字缝	32 二腹肌(后腹)
17 颞下回	33 下颌支
18 横窦	34 头半棘肌
19 下颌头	35 下颌下腺
20 小脑幕	36 头夹肌
21 颧骨	37 颈阔肌
22 小脑后叶	38 胸锁乳突肌

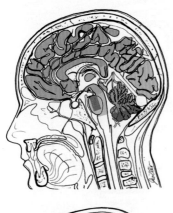
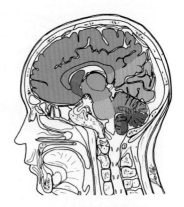
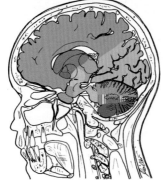
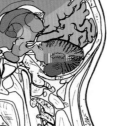
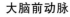
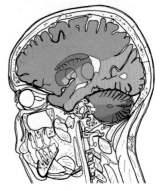

大脑前动脉
- 终末支
- 中央支(包括内侧豆纹动脉末梢)

大脑中动脉
- 终末支
- 中央支(豆纹支)

大脑后动脉
- 终末支
- 中央支(包括后交通动脉)

基底动脉
- 前内与前外侧旁正中支
- 周围动脉与外侧和背侧旁正中支

- 小脑上动脉
- 小脑上前动脉
- 边缘区
- 小脑下后动脉

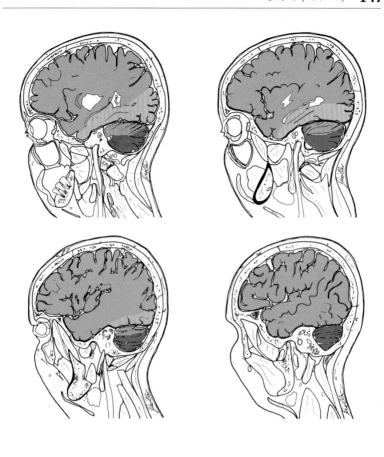

大脑中动脉

□ 终末支

■ 中央支(纹状支)

大脑后动脉

□ 终末支

□ 脉络丛前动脉

■ 小脑上动脉

■ 小脑上前动脉

■ 小脑下后动脉

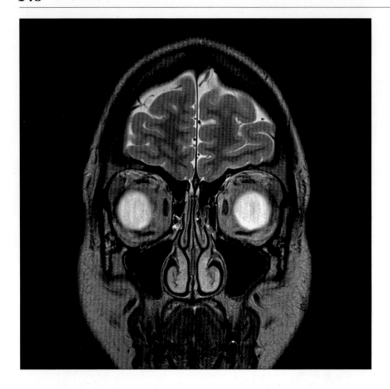

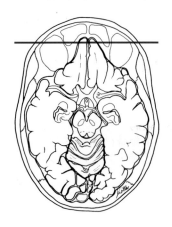

▨ 额叶

1　额骨
2　上矢状窦
3　额上回
4　大脑镰
5　直回
6　眶顶
7　额中回　　　　　　　▶

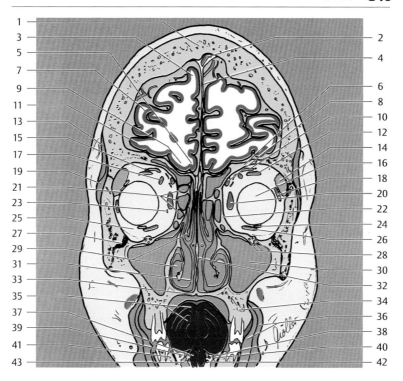

8 上斜肌	27 颧肌(起始处)
9 眶回	28 眶下动脉、静脉与神经
10 上睑提肌	(上颌神经支,V_2)
11 额下回	29 中鼻甲与下鼻甲
12 上直肌	30 上颌窦
13 颞肌	31 鼻腔
14 泪腺	32 鼻中隔
15 眶上神经(眼神经支,V_1)	33 硬腭
16 眼球	34 上颌骨(牙槽突)
17 眼上静脉	35 舌及舌内肌(纵肌、横肌
18 外直肌	和垂直肌)
19 眼轮匝肌	36 颊肌与颊黏膜
20 内直肌	37 颏舌肌
21 筛窦小房	38 舌咽神经(Ⅸ)
22 筛骨眶板	39 舌下间隙
23 眼动脉	40 下颌下腺管
24 下直肌	41 下颌体
25 眶腔(球后脂肪)	42 舌动脉
26 下斜肌	43 舌下腺

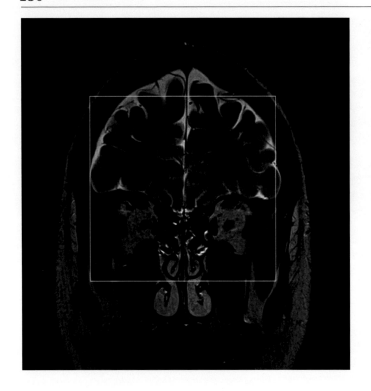

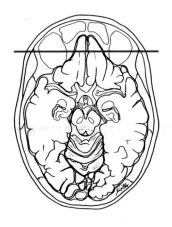

■ 额叶

1 额骨
2 上矢状窦
3 额上回
4 大脑镰
5 扣带回
6 大脑纵裂
7 额中回
8 上斜肌
9 直回

▶

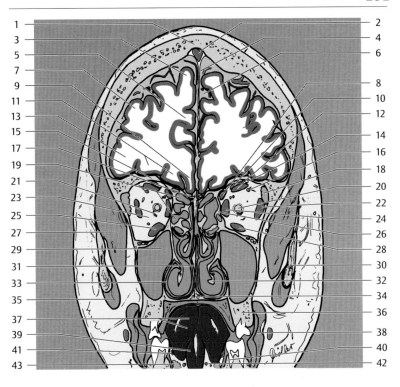

10	上睑提肌	22	外直肌	34	硬腭
11	眶回	23	眶腔(球后脂肪)	35	咬肌
12	上直肌	24	内直肌	36	上颌骨(牙槽突)
13	额下回	25	眶下动脉、静脉	37	舌 及 舌 内 肌
14	眶上神经(额神		与神经(上颌神		(纵肌、横肌和
	经最大分支,起		经分支,V_2)		垂直肌)
	自眼神经,V_1)	26	筛骨眶板	38	颊肌与颊黏膜
15	眶顶	27	颞肌	39	颏舌肌
16	眼上静脉	28	下直肌	40	下颌体
17	嗅球	29	上颌窦	41	舌神经(下颌神
18	泪腺	30	颧骨		经分支,V_3)与
19	筛窦小房	31	鼻中隔		舌下神经(Ⅻ)
20	视神经(Ⅱ)	32	下鼻甲	42	下颌下腺管
21	眼动脉	33	鼻腔	43	下颌下腺

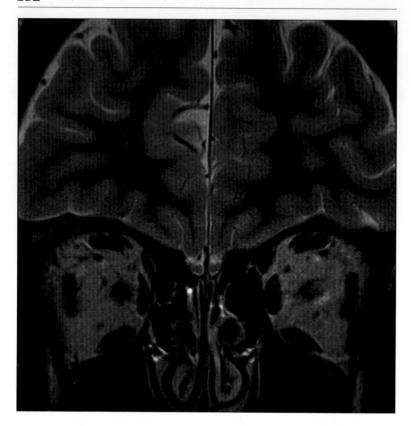

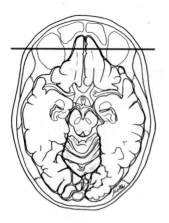

■ 额叶

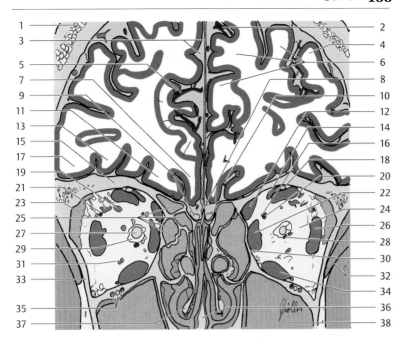

1　额骨
2　额动脉(中内侧支)
3　大脑纵裂内的大脑镰
4　额中回
5　额动脉(前内侧支)
6　额上回
7　直回
8　鸡冠与筛骨窝
9　嗅束(Ⅰ)与嗅沟
10　内侧额基底动脉
11　额眶内侧回
12　上斜肌
13　额眶前回
14　上睑提肌
15　眶顶
16　鼻睫神经(眼神经分支,V₁)
17　额眶外侧回
18　眶上神经(额神经最大分支,
　　起自眼神经,V₁)
19　眶上静脉
20　眼动脉

21　泪动脉与泪神经
　　(眼神经分支,V₁)
22　内直肌
23　泪腺
24　眶腔(球后脂肪)
25　筛窦小房(后组)
26　外直肌
27　视神经(Ⅱ)
28　眼动脉
29　视神经鞘
30　眶板(眶内壁)
31　眼下静脉
32　颞肌
33　眶外侧壁
34　下直肌
35　眶下动脉、静脉与神经
　　(上颌神经分支,V₂)
36　鼻中隔
37　下鼻甲
38　左上颌窦

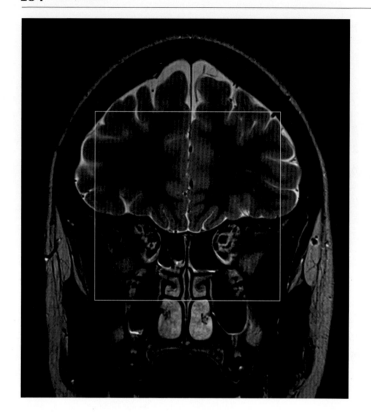

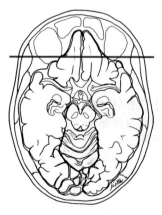

██ 额叶

1 额骨
2 上矢状窦
3 额上回
4 大脑纵裂内的大脑镰
5 额中回
6 胼周动脉
7 扣带回
8 直回 ▶

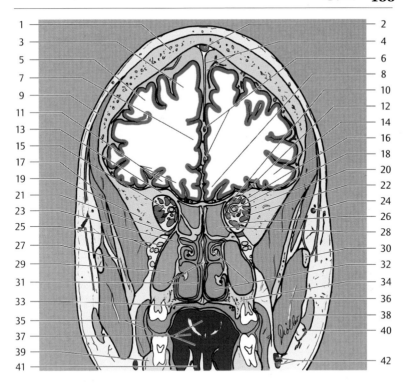

9 颞肌	27 下颌支
10 上斜肌	28 蝶窦
11 眶回	29 上颌窦
12 上睑提肌与上直肌	30 颧弓
13 眶顶	31 鼻中隔与鼻腔
14 额下回	32 中鼻甲与下鼻甲
15 眼眶	33 软腭
16 眼上静脉	34 上颌骨(牙槽突)
17 颞肌(副头)	35 颊肌与颊黏膜
18 视神经(Ⅱ)	36 咬肌
19 蝶骨(大翼)	37 舌及舌内肌(纵肌、横肌和垂直肌)
20 内直肌	38 腮腺
21 眶肌	39 下颌体
22 外直肌	40 腮腺导管
23 翼腭窝	41 颏舌肌
24 颞浅动脉	42 面动脉与面静脉
25 上颌神经(V_2)	
26 下直肌	

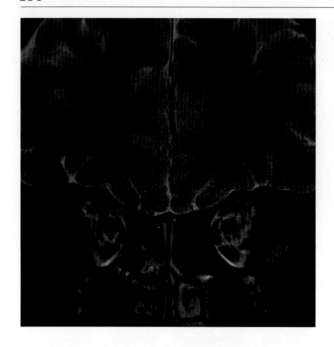

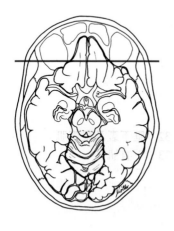

■ 额叶

1　扣带回
2　大脑纵裂内的大脑镰
3　额动脉(中内侧支)
4　嗅束(Ⅰ)
5　扣带回

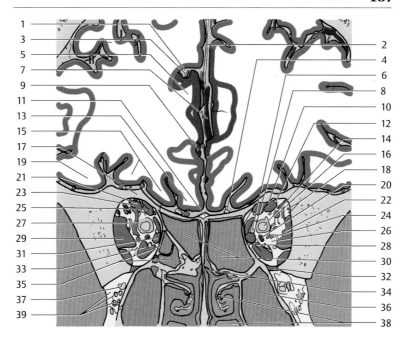

<table>
<tbody>
<tr><td>6</td><td>动眼神经下支(Ⅲ)</td><td>24</td><td>眼下静脉</td></tr>
<tr><td>7</td><td>胼周动脉</td><td>25</td><td>上斜肌</td></tr>
<tr><td>8</td><td>鼻睫神经(眼神经分支,V₁)</td><td>26</td><td>球后脂肪</td></tr>
<tr><td>9</td><td>额极动脉</td><td>27</td><td>视神经周围的神经鞘及蛛网膜下腔脑积液</td></tr>
<tr><td>10</td><td>三叉神经(Ⅳ)</td><td></td><td></td></tr>
<tr><td>11</td><td>蝶嵴(鸡冠)</td><td>28</td><td>筛骨眶板</td></tr>
<tr><td>12</td><td>额神经(眼神经分支,V₁)</td><td>29</td><td>外直肌</td></tr>
<tr><td>13</td><td>直回</td><td>30</td><td>蝶窦</td></tr>
<tr><td>14</td><td>视神经(Ⅱ)</td><td>31</td><td>内直肌</td></tr>
<tr><td>15</td><td>额眶内侧回</td><td>32</td><td>眶下裂及眼眶肌</td></tr>
<tr><td>16</td><td>眶上静脉</td><td>33</td><td>下直肌</td></tr>
<tr><td>17</td><td>眶顶</td><td>34</td><td>鼻中隔与鼻腔</td></tr>
<tr><td>18</td><td>泪腺动脉与神经(眼神经分支,V₁)</td><td>35</td><td>筛窦小房</td></tr>
<tr><td>19</td><td>额眶外侧回</td><td>36</td><td>上颌窦</td></tr>
<tr><td>20</td><td>眼动脉</td><td>37</td><td>眶下神经(上颌神经分支,V₂)</td></tr>
<tr><td>21</td><td>上睑提肌</td><td></td><td></td></tr>
<tr><td>22</td><td>展神经(Ⅵ)</td><td>38</td><td>中鼻甲与下鼻甲</td></tr>
<tr><td>23</td><td>上直肌</td><td>39</td><td>翼腭窝与翼腭神经节</td></tr>
</tbody>
</table>

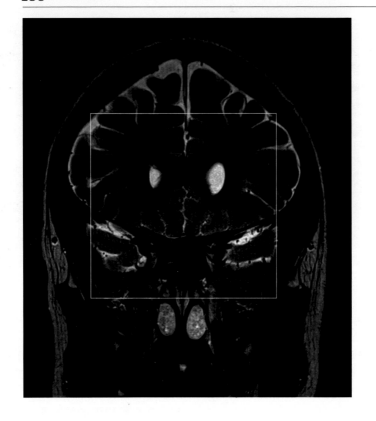

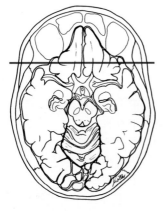

■ 额叶
■ 颞叶

1　额骨
2　上矢状窦
3　额上回
4　大脑纵裂内的大脑镰　▶

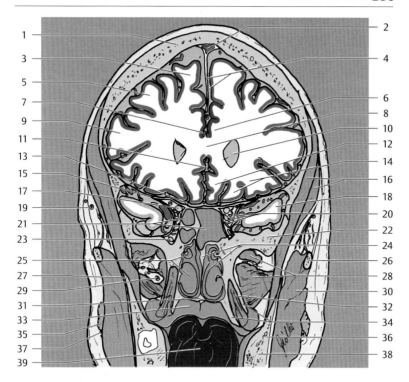

5 额中回	23 上颌神经(V_2)
6 扣带回	24 鼻中隔与鼻腔
7 胼周动脉	25 中鼻甲与下鼻甲
8 胼胝体(膝部)	26 颧弓
9 额下回	27 冠突
10 侧脑室(前角)	28 翼外肌
11 胼缘动脉	29 上颌动脉
12 直回	30 咬肌
13 嗅束	31 上颌骨(硬腭)
14 眶回	32 翼内肌
15 蝶骨(大翼)	33 软腭
16 颞肌	34 翼突(内侧板与外侧板)
17 视神经(Ⅱ)	35 腮腺
18 颞叶(极)	36 下牙槽动脉、静脉与神经(下颌神经分支,V_3)
19 颞浅动脉	37 腮腺导管
20 眼神经(V_1)、动眼神经(Ⅲ)、展神经(Ⅵ)	38 下颌支
21 筛窦小房	39 舌
22 颧骨	

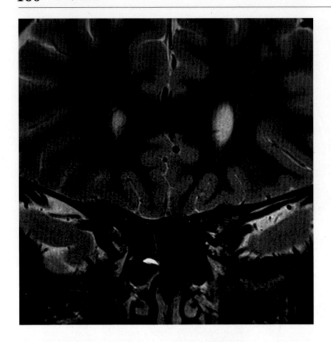

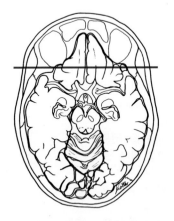

■ 额叶
■ 颞叶

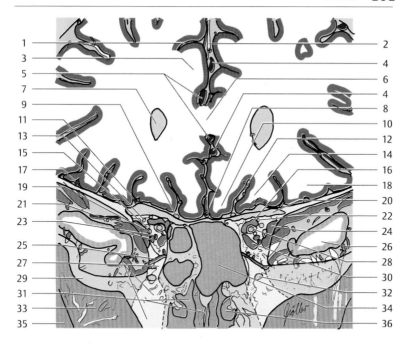

1	扣带沟	19	展神经(Ⅵ)
2	大脑纵裂内的大脑镰	20	蝶骨(小翼)
3	扣带回	21	颞极动脉与静脉
4	胼胝体缘动脉	22	滑车神经(Ⅳ)
5	胼周动脉	23	眼动脉与静脉
6	胼胝体(膝部)	24	外直肌
7	侧脑室(前角)	25	眶肌
8	额极动脉	26	颞叶(极)
9	嗅束	27	翼腭窝
10	直回	28	视神经(Ⅱ)
11	额底内侧动脉	29	颧骨
12	嗅沟	30	内直肌
13	眼神经(V_1)	31	鼻中隔与鼻腔
14	额底内侧回	32	上颌神经(三叉神经第二分支,V_2)
15	动眼神经(Ⅲ)	33	翼外肌
16	上睑提肌与上直肌(肌腱附着点)	34	蝶窦
17	额底外侧动脉	35	颞肌
18	额底外侧回	36	中鼻甲

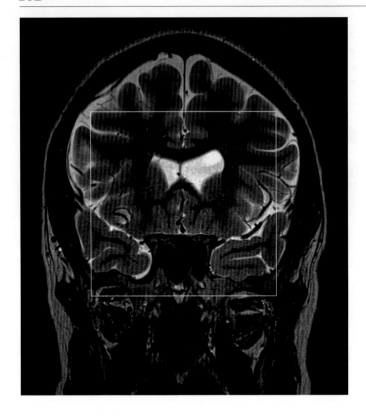

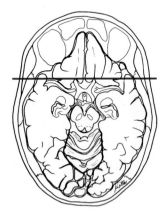

| | 额叶 |
| | 颞叶 |

1 额骨
2 上矢状窦
3 额上回
4 大脑纵裂内的大脑镰
5 额中回
6 胼胝体缘动脉 ▶

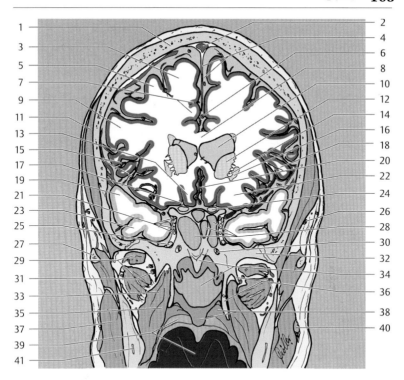

7	扣带沟与扣带回
8	胼胝体(干)
9	额下回
10	侧脑室(前角)
11	颞肌
12	尾状核头
13	直回
14	内囊(前肢)
15	岛动脉
16	豆状核
17	嗅束(Ⅰ)
18	额叶岛盖
19	颞上回
20	大脑前动脉
21	滑车神经(Ⅳ)、动眼神经(Ⅲ)、眼神经(V_1)、展神经(Ⅵ)
22	眶回
23	颞中回
24	视神经(Ⅱ)
25	上颌神经(V_2)
26	颞浅动脉
27	颧弓
28	蝶窦
29	颞下窝内的翼外肌
30	翼管
31	上颌动脉
32	颧骨
33	翼内肌
34	犁骨与鼻咽
35	腭帆张肌
36	翼突(内侧板与外侧板)
37	咬肌
38	腭垂与软腭
39	舌与口腔
40	腮腺与腮导管
41	下颌支及下牙槽动脉、静脉与神经(下颌神经分支,V_3)

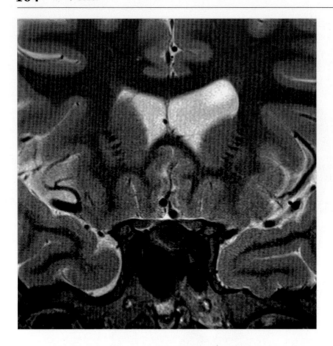

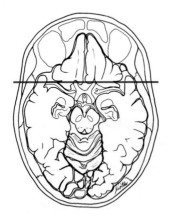

 额叶
颞叶

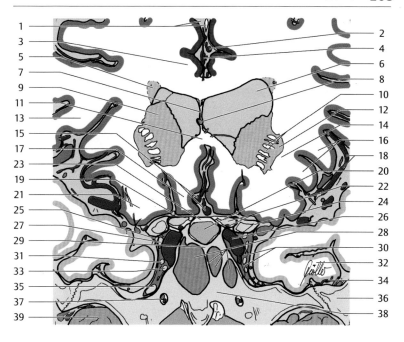

1	大脑纵裂内的大脑镰
2	胼胝体缘动脉
3	扣带回
4	胼周动脉
5	室管膜下层
6	侧脑室(前角)
7	透明隔
8	丘纹上静脉
9	尾状核头
10	内囊(前肢)
11	胼胝体(膝部)
12	壳核
13	额下回(额叶岛盖)
14	外囊
15	大脑前动脉,A2 段
16	岛叶
17	直回
18	岛动脉
19	嗅束(Ⅰ)
20	垂体
21	眶回(后额眶回)
22	视神经管内的视神经(Ⅱ)与眼动脉
23	鞍隔
24	前床突
25	滑车神经(Ⅳ)
26	颈内动脉(虹吸段)
27	动眼神经(Ⅲ)
28	蝶窦与中隔
29	鞍底(蝶骨)
30	海绵窦
31	眼神经(V_1)
32	颞中回
33	展神经(Ⅵ)
34	大脑中动脉(颞支)
35	上颌神经(V_2)
36	顶骨
37	翼管及翼管动脉与静脉
38	蝶骨(体)
39	颞下窝内的翼外肌

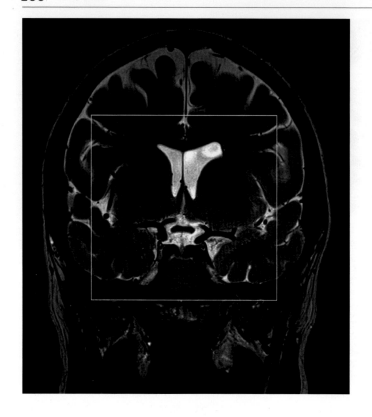

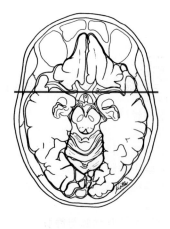

■	额叶
□	颞叶

1 额骨
2 上矢状窦
3 大脑纵裂内的大脑镰
4 额上回
5 胼周动脉与胼胝体缘动脉
（额叶前内侧支）
6 扣带回
7 胼胝体(膝部)
8 额中回
9 侧脑室(前角)
10 透明隔 ▶

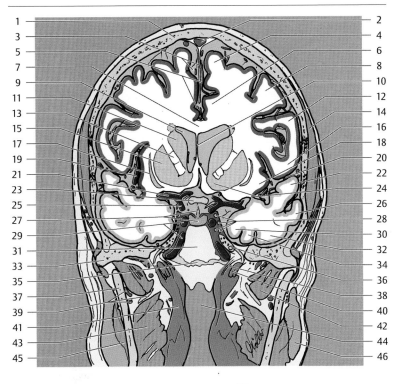

11	尾状核头
12	额下回
13	内囊(前肢)
14	颞肌
15	壳核
16	颞叶岛盖
17	屏状核
18	岛叶
19	岛动脉
20	外侧裂
21	大脑中动脉
22	颞上回
23	视交叉
24	伏隔核
25	颈内动脉
26	颞中回
27	垂体与垂体柄
28	滑车神经(Ⅳ)、动眼神经(Ⅲ)、眼神经(V₁)、展神经

(Ⅵ)
29 颈内动脉(虹吸段)
30 海马旁回
31 斜坡
32 颞下回
33 颞骨(颧突)
34 枕颞外侧回
35 蝶骨(体)
36 三叉神经腔内的三叉神经节(V)
37 下颌支
38 咽鼓管
39 下颌动脉、静脉与神经(V₃)
40 腭帆张肌
41 咽缩肌
42 翼外肌
43 翼内肌
44 咽
45 咬肌
46 腮腺

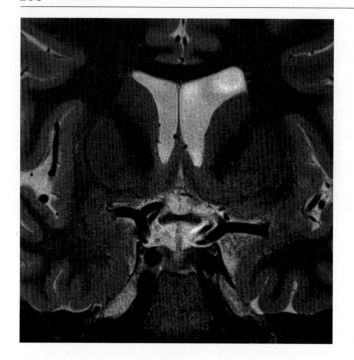

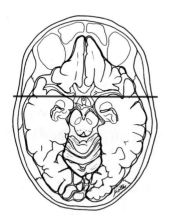

 额叶

 颞叶

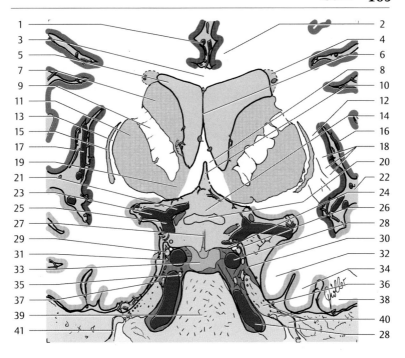

1	大脑纵裂内的胼周动脉	16 额叶岛盖
		17 岛动脉
2	扣带回	18 岛叶
3	胼胝体(干)	19 伏隔核
4	室管膜下层	20 视交叉
5	侧脑室(前角)	21 大脑前动脉,A1 段
6	透明隔	22 外侧裂池
7	尾状核头	23 大脑中动脉,M1 段
8	前联合穹隆	24 鞍隔
9	内囊(前肢)	25 颈内动脉
10	半球间裂(终板池)	26 后床突
11	壳核	27 垂体柄
12	最外囊	28 颈内动脉(虹吸段)
13	外囊	29 动眼神经(Ⅲ)
14	视交叉池	30 海绵窦
15	屏状核	31 滑车神经(Ⅳ)
		32 海马旁回
		33 垂体
		34 枕颞外侧回
		35 眼神经(V₁)
		36 三叉神经腔(Meckel 腔)
		37 展神经(Ⅵ)
		38 颞下回
		39 斜坡
		40 三叉神经节(V,Gasser 神经节)及束
		41 卵圆孔内的下颌神经(V₃)

1 大脑纵裂内的胼周动脉
2 扣带回
3 胼胝体(干)
4 室管膜下层
5 侧脑室(前角)
6 透明隔
7 尾状核头
8 前联合穹隆
9 内囊(前肢)
10 半球间裂(终板池)
11 壳核
12 最外囊
13 外囊
14 视交叉池
15 屏状核
16 额叶岛盖
17 岛动脉
18 岛叶
19 伏隔核
20 视交叉
21 大脑前动脉,A1 段
22 外侧裂池
23 大脑中动脉,M1 段
24 鞍隔
25 颈内动脉
26 后床突
27 垂体柄
28 颈内动脉(虹吸段)
29 动眼神经(Ⅲ)
30 海绵窦
31 滑车神经(Ⅳ)
32 海马旁回
33 垂体
34 枕颞外侧回
35 眼神经(V₁)
36 三叉神经腔(Meckel 腔)
37 展神经(Ⅵ)
38 颞下回
39 斜坡
40 三叉神经节(V,Gasser 神经节)及束
41 卵圆孔内的下颌神经(V₃)

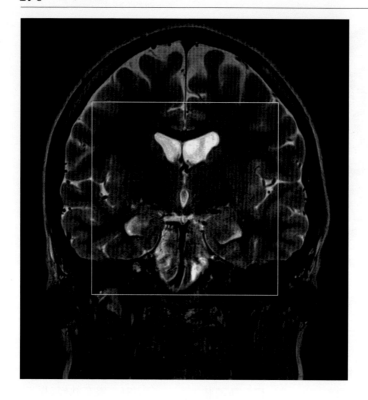

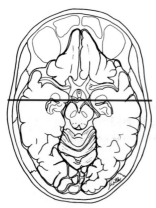

■ 额叶
■ 颞叶
■ 脑桥

1 顶骨与矢状缝
2 上矢状窦
3 大脑纵裂内的大脑镰
4 额上回
5 扣带回
6 额中回
7 胼胝体(干)
8 半卵圆中心
9 尾状核体
10 侧脑室(前角)
11 室间孔(Monro 孔)　▶

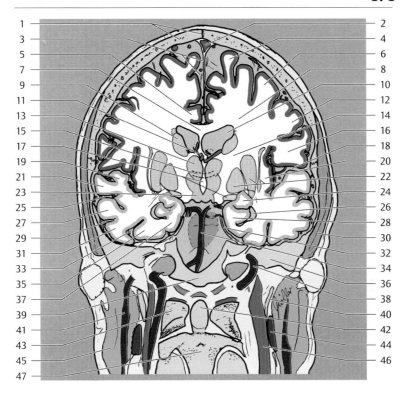

12 额下回	30 颞肌
13 丘脑	31 颞下回
14 内囊(膝部)	32 小脑幕
15 前联合	33 枕颞沟
16 额叶岛盖	34 基底动脉
17 第三脑室与视束	35 枕颞外侧回
18 外侧裂	36 颞骨
19 颞横回(Heschl 回)	37 海马旁回
20 岛叶	38 颈内动脉(虹吸段)
21 颞上回	39 枕骨(基底部),斜坡
22 基底节(豆状核)	40 茎突
23 乳头体与下丘	41 颈外动脉
24 杏仁核	42 齿状突
25 颞上沟	43 寰椎(侧块)
26 侧脑室(颞角)	44 二腹肌(后腹)
27 颞中回	45 腮腺
28 海马	46 颈内静脉
29 颞下沟	47 枢椎

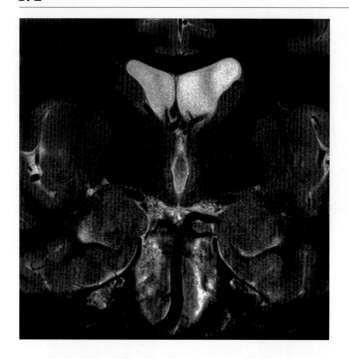

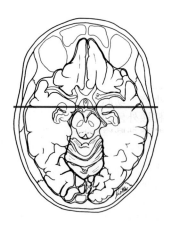

额叶

颞叶

1　扣带回
2　半球间裂
3　室管膜下层
4　胼周动脉
5　侧脑室（前角）
6　胼胝体（干）
7　尾状核体
8　透明隔
9　丘纹上静脉
10　穹隆

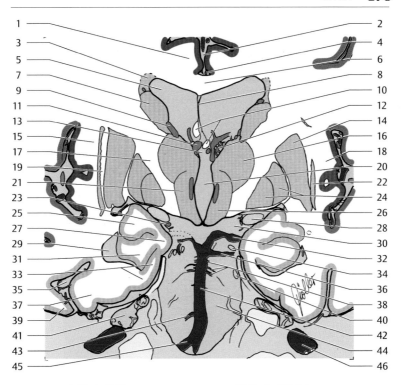

11 大脑内静脉	29 侧脑室(颞角)
12 脉络丛	30 环池
13 室间孔(Monro 孔)	31 海马脚
14 壳核	32 大脑后动脉
15 最外囊	33 海马旁回
16 丘脑(室前核)	34 动眼神经(Ⅲ)
17 内囊(膝部)	35 枕颞沟
18 岛叶	36 小脑上动脉
19 外囊	37 枕颞外侧回
20 第三脑室与穹隆(柱)	38 基底动脉穿颅段
21 下丘脑	39 颞下回
22 屏状核	40 滑车神经(Ⅳ)
23 基底静脉	41 三叉神经腔 (Meckel 腔)
24 苍白球(内侧段与外侧段)	内的三叉神经(节,V)
25 杏仁体	42 基底动脉
26 乳头体	43 小脑下前动脉(AICA)
27 钩(海马旁回)	44 桥池
28 视束	45 椎动脉
	46 颈内动脉(虹吸段)

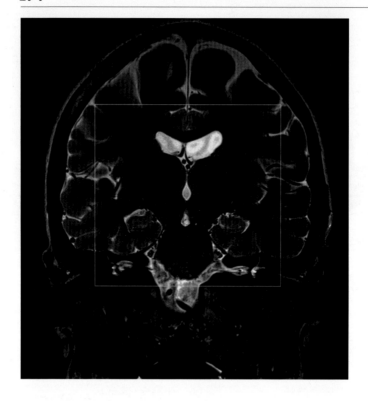

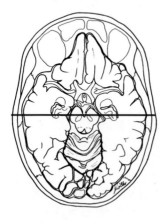

■	额叶
■	颞叶
■	顶叶
■	中脑
■	脑桥

1	顶骨	7	半卵圆中心
2	上矢状窦	8	侧脑室
3	额上回	9	胼胝体(干)
4	大脑镰	10	中央沟
5	扣带回	11	尾状核(体) ▶
6	中央前回		

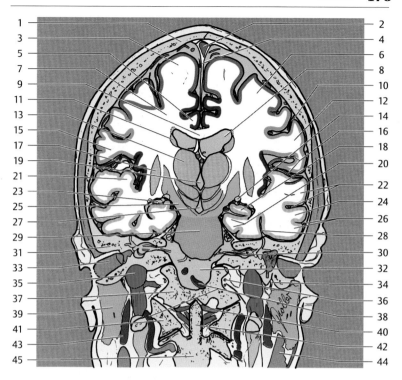

12	中央后回	
13	丘脑	
14	视神经(Ⅱ)	
15	顶叶岛盖	
16	外侧裂内的岛动脉	
17	基底节(豆状核)	
18	杏仁核	
19	第三脑室	
20	海马回与海马旁回	
21	颞横回(Heschl 回)	
22	颞上回与颞上沟	
23	侧脑室(颞角)及脉络丛	
24	颞中回	
25	大脑脚	
26	颞下回与颞下沟	
27	脚间池	
28	枕颞沟	
29	脑桥	

30	内听道内的听神经(Ⅷ)与面神经(Ⅶ)
31	颞骨
32	桥前池
33	外听道
34	面神经(Ⅶ)
35	颈内静脉
36	舌下神经(Ⅻ)
37	枕骨(结节)
38	椎动脉
39	腮腺
40	寰椎横韧带
41	寰椎(侧块)
42	枢椎齿状突
43	二腹肌(后腹)
44	胸锁乳突肌
45	枢椎

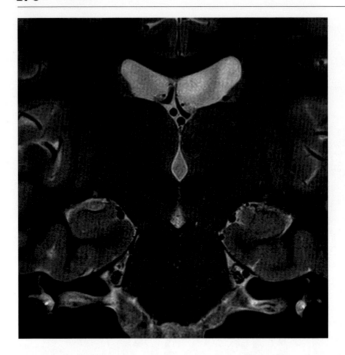

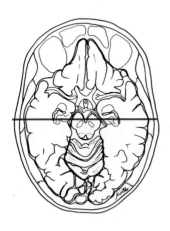

	颞叶
	顶叶
	中脑
	脑桥

1 扣带回
2 胼周动脉
3 胼胝体(干)
4 透明隔
5 穹隆(脚)
6 室管膜下层
7 尾状核(体)
8 侧脑室
9 大脑内静脉 ▶

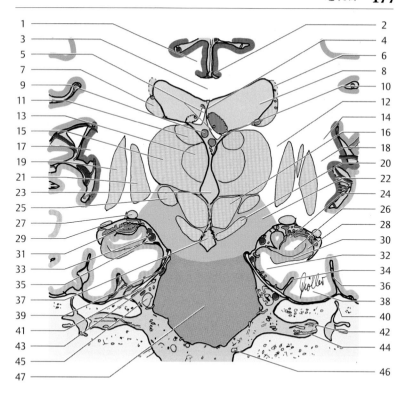

10	室间孔(Monro 孔)	29	尾状核(尾)
11	丘脑(前核)	30	下托
12	内囊(后肢)	31	侧脑室(颞角)
13	丘脑(内侧核)	32	海马旁回
14	外囊	33	大脑后动脉
15	丘脑(腹后外侧核)	34	侧副沟
16	红核	35	海马沟
17	岛叶	36	枕颞沟
18	最外囊	37	脚间池
19	屏状核	38	枕颞外侧回
20	黑质	39	小脑上动脉
21	壳核	40	前半规管
22	大脑脚	41	小脑幕
23	第三脑室	42	面神经(Ⅶ)
24	海马(Ammon 角)	43	滑车神经(Ⅳ)
25	丘脑底核	44	内听道内的听神经(Ⅷ)
26	齿状回	45	三叉神经(Ⅴ)
27	视束(Ⅰ)	46	展神经(Ⅵ)
28	海马(槽)	47	脑桥

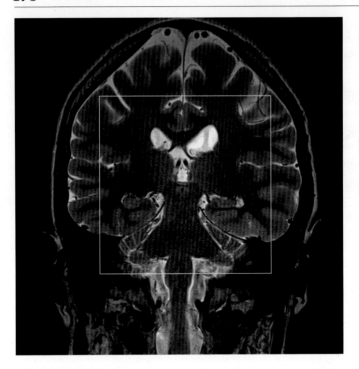

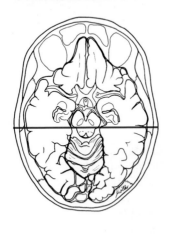

■ 额叶
■ 颞叶
■ 顶叶
■ 小脑
■ 中脑
■ 脑桥
■ 延髓

1　顶骨
2　上矢状窦
3　额上回
4　大脑镰与半球间裂
5　中央旁小叶
6　扣带回
7　中央前回

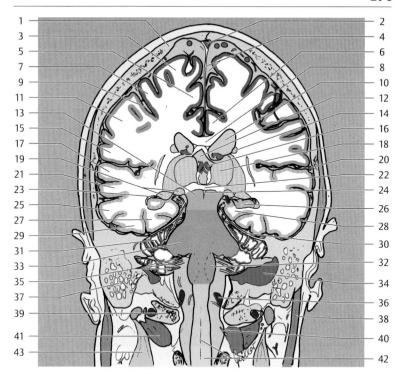

8	胼胝体	27	枕颞外侧回
9	中央沟	28	海马旁回
10	侧脑室	29	颞下回
11	中央后回	30	小脑幕
12	第三脑室	31	小脑前叶
13	大脑脚	32	下橄榄核
14	尾状核	33	小脑中脚
15	额下回	34	乙状窦
16	大脑内静脉	35	面神经(Ⅶ)、前庭蜗
17	颞横回		神经(Ⅷ)、舌咽神经(Ⅸ)
18	丘脑	36	椎动脉与静脉
19	内侧与外侧膝状体	37	乳突及小房
20	大脑外侧裂	38	胸锁乳突肌
21	颞上回	39	寰椎(侧块)
22	前连合	40	脊神经节(C2)
23	侧脑室(颞角)	41	头下斜肌
24	脚间池	42	脊髓及中央管
25	颞中回	43	肩胛提肌
26	海马		

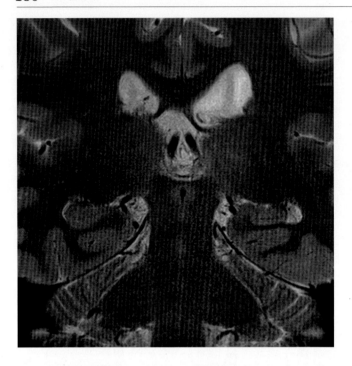

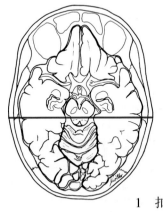

额叶
颞叶
顶叶
中脑
脑桥
延髓

1	扣带回	7	尾状核(体)
2	扣带沟内的楔	8	大脑内静脉
	前动脉	9	丘脑(内侧核)
3	胼胝体(干)	10	松果体上隐窝
4	侧脑室	11	丘脑(腹侧核)
5	穹隆(脚)	12	松果体 ▶
6	第三脑室		

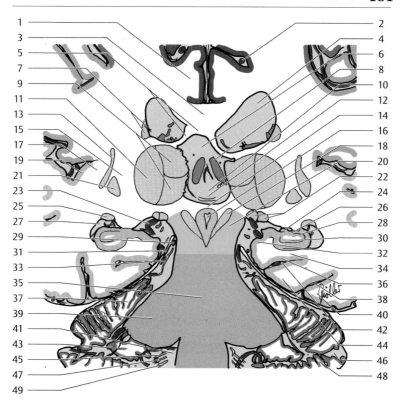

13 壳核	25 尾状核(尾)	39 小脑中脚
14 后连合	26 海马(槽)	40 颞下回
15 内囊(后肢)	27 侧脑室(颞角)	41 脑桥小脑池
16 中脑导水管(口)	28 海马(Ammon 角)	42 侧副沟
17 外囊	29 小脑上动脉	43 绒球
18 黑质	30 齿状回	44 枕颞外侧回
19 岛叶	31 小脑幕	45 面神经(Ⅶ)
20 大脑脚	32 海马下托	及中间神经
21 苍白球	33 滑车神经(Ⅳ)	46 水平裂
22 内侧与外侧膝	34 旁白质	47 前庭蜗神经(Ⅷ)
状体	35 脑桥	48 小脑尾叶(后叶)
23 环池内的大	36 海马旁回	49 舌咽神经 (Ⅸ)
脑后动脉	37 小脑前叶	与迷走神经(Ⅹ)
24 海马(伞)	38 枕颞沟	

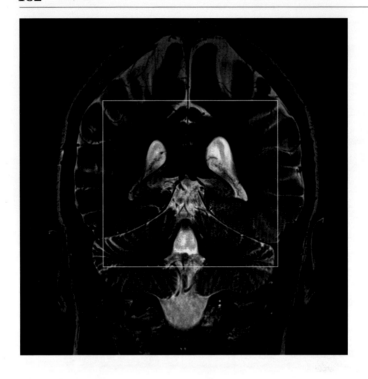

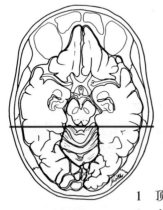

	额叶
	颞叶
	顶叶
	枕叶
	小脑

1	顶骨	8	中央沟
2	上矢状窦与矢状缝	9	胼胝体
3	额上回	10	中央后回
4	中央旁小叶	11	大脑内静脉
5	半球间裂与大脑镰	12	缘上回
6	中央前回	13	松果体(松
7	楔前叶		果腺) ▶

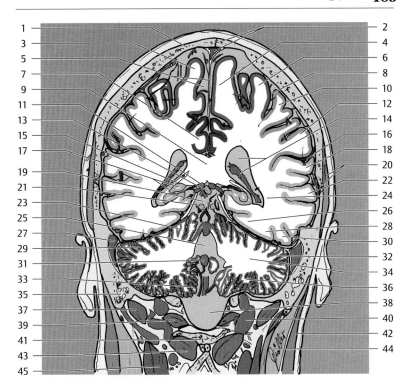

14	侧脑室(三角区)及脉络丛	30	颞下回
15	穹隆	31	小脑上蚓部
16	外侧沟	32	小脑(后叶,上半月小叶)
17	海马	33	小脑扁桃体
18	颞上回	34	小脑白质
19	四叠体池	35	颞骨(乳突及小房)
20	颞肌与鳞状缝	36	小脑(后叶,下半月小叶)
21	四叠体板上丘	37	头上斜肌
22	颞中回	38	小脑延髓池(枕大池)
23	小脑(前叶,方小叶)	39	头后大直肌
24	视辐射	40	颈深静脉
25	第四脑室	41	寰椎(后弓)
26	枕颞内侧回	42	胸锁乳突肌
27	横窦	43	头下斜肌
28	枕颞外侧回	44	头夹肌
29	后上裂	45	头半棘肌

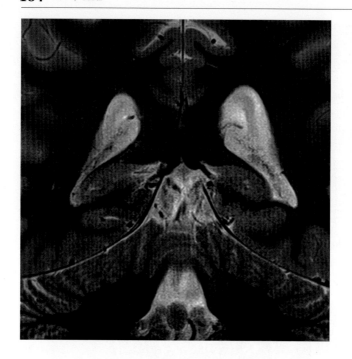

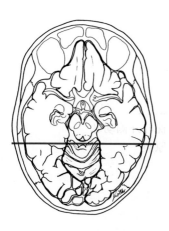

 额叶
颞叶
 顶叶
小脑

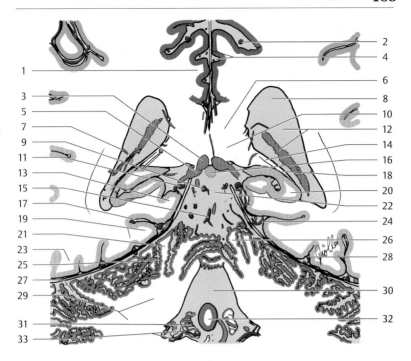

1 扣带回	17 侧副沟
2 扣带沟内的楔前动脉	18 海马(伞)
3 大脑内静脉	19 枕颞外侧回
4 半球间裂与大脑镰	20 海马(尾)
5 基底静脉(Rosenthal 静脉)	21 小脑前叶(方小叶)
6 胼胝体(压部)	22 盖板池(四叠体池)
7 上丘纹静脉	23 颞下回
8 侧脑室(三角区)	24 枕叶外侧动脉
9 小脑上动脉	25 原裂
10 海马联合	26 小脑前叶蚓部
11 枕内动脉	27 后上裂
12 侧脑室内的脉络丛	28 枕颞沟
13 海马旁回	29 小脑中脚与小脑白质
14 穹隆(脚)	30 第四脑室
15 小脑上动脉	31 小脑幕
16 松果体(松果腺)	32 小脑蚓部(腭垂)
	33 小脑下后动脉(PICA)

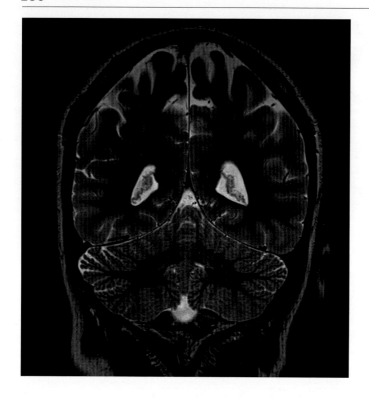

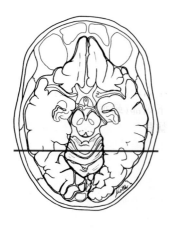

■	额叶
□	颞叶
▨	顶叶
■	小脑

1 顶骨与矢状缝
2 上矢状窦
3 中央前回
4 大脑纵裂内的大脑镰
5 中央后回
6 缘上回
7 楔前叶
8 直窦
9 楔叶
10 小脑上池 ▶

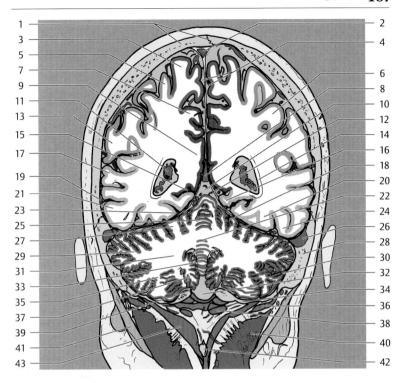

11	侧脑室(枕角)及脉络丛	27	小脑前叶(方小叶)

11 侧脑室(枕角)
  及脉络丛
12 小脑上动脉
13 额顶盖
14 视辐射
15 距状沟
16 纹状区
17 颞中回
18 原始切迹
19 上蚓部
20 枕颞内侧回
21 颞下回
22 蚓部(蚓叶)
23 小脑幕
24 枕颞外侧回
25 蚓部(山坡,后叶)
26 横窦

27 小脑前叶(方小叶)
28 颞骨
29 小脑后叶(上半月小叶)
30 水平裂
31 小脑(白质及齿状核)
32 小脑延髓池(枕大池)
33 下蚓部(蚓垂)
34 枕骨
35 小脑后叶(下半月小叶)
36 头上斜肌
37 小脑扁桃体
38 头后小直肌
39 小脑下后动脉
40 头半棘肌
41 头夹肌
42 寰椎棘突
43 头后大直肌

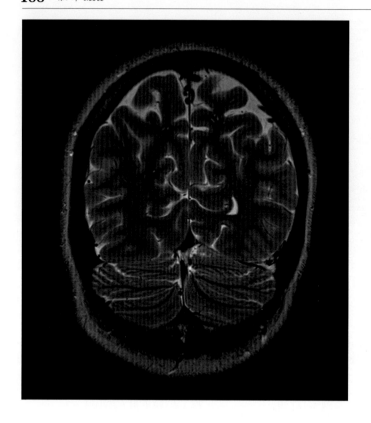

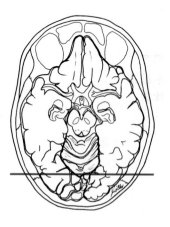

顶叶
枕叶
小脑

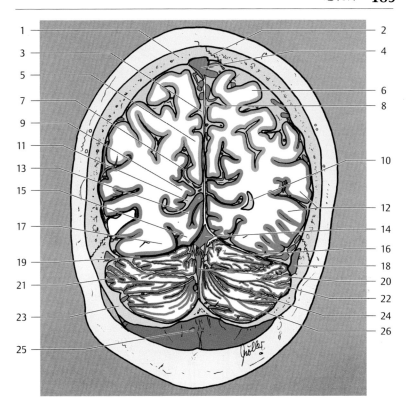

1	顶骨	14	直窦
2	矢状缝	15	枕颞内侧回
3	半球间裂	16	小脑前叶
4	上矢状窦	17	枕颞外侧回
5	楔前叶	18	横窦
6	角回	19	小脑幕
7	顶枕沟	20	枕窦
8	大脑镰	21	后上纵裂
9	楔叶	22	小脑后叶(上半月小叶)
10	侧脑室(枕角)	23	枕骨
11	距状沟	24	水平裂
12	枕回	25	半棘肌
13	纹状区	26	小脑后叶(下半月小叶)

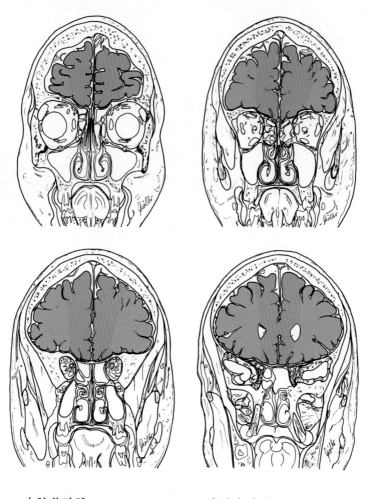

大脑前动脉
终末支

大脑中动脉
终末支

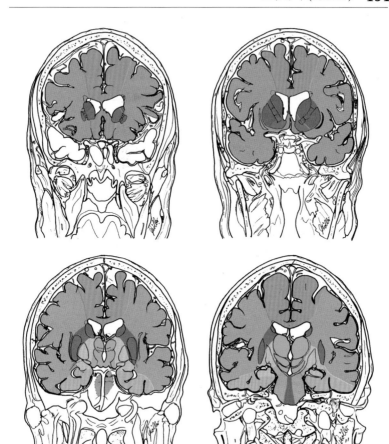

人脑前动脉

▨ 终末支

▧ 中央支（纹状动脉，包括远内侧纹状动脉）

大脑中动脉

▨ 终末支

▧ 中央支（纹状动脉）

大脑后动脉

▨ 终末支

▧ 中央支（包括后交通动脉）

▨ 脉络丛前动脉

基底动脉

▧ 前内与前外旁中央支

▧ 旋动脉、外侧与背侧旁中央支

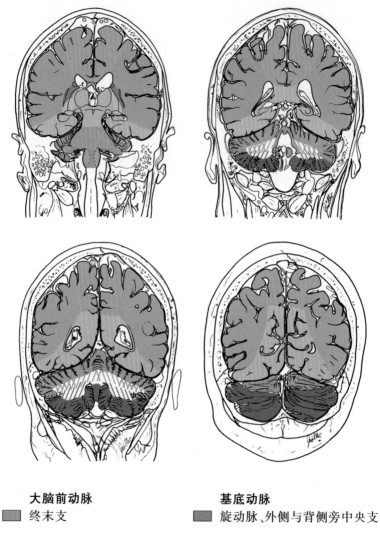

大脑前动脉
⬛ 终末支

大脑中动脉
▨ 终末支

大脑后动脉
⬜ 终末支
⬛ 中央支(包括后交通动脉)

颈内动脉
▨ 脉络丛前动脉

基底动脉
⬛ 旋动脉、外侧与背侧旁中央支

⬜ 小脑上动脉
⬛ 小脑下前动脉
▨ 边缘区
⬛ 小脑下后动脉

椎动脉
⬛ 脊髓前动脉

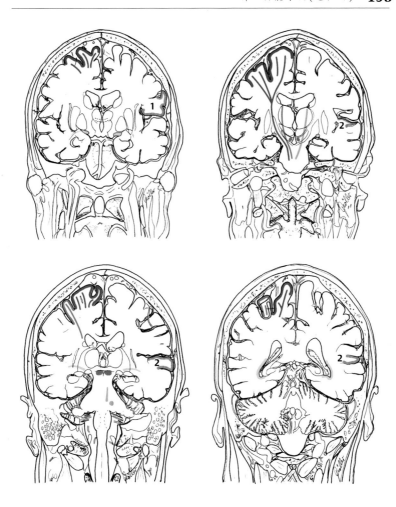

　运动系统

感觉系统
　延髓丘系　　　　　　动眼神经核及其通路
　脊髓丘脑束　　　　　视束
　三叉神经中脑核　　　语言中枢
　　　　　　　　　　　（1=运动, 2=感觉）

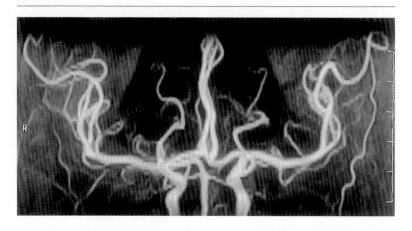

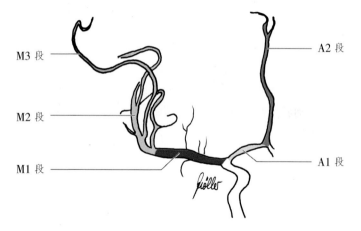

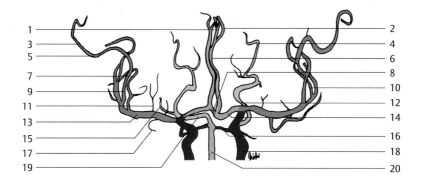

前面观

- 大脑前动脉
- 大脑中动脉
- 大脑后动脉

1　胼胝体缘动脉
2　胼周动脉
3　顶上动脉
4　大脑后动脉(顶枕支)
5　大脑中动脉(岛盖部，M3 段)
6　大脑前动脉(后交通部)
7　岛动脉
8　前交通动脉
9　大脑中动脉(脑岛部，M2 段)
10　颞前动脉与颞中动脉
11　纹状动脉
12　左大脑后动脉(起自颈内动脉,变异型)
13　大脑中动脉（蝶骨段，M1 段）
14　大脑前动脉(前交通部)
15　大脑后动脉（颞支与颞枕支）
16　小脑上动脉
17　颞极动脉
18　颈内动脉
19　右大脑后动脉
20　基底动脉

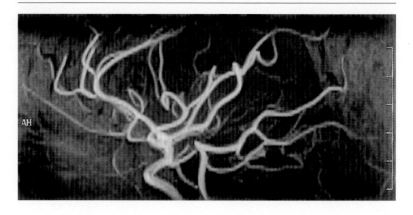

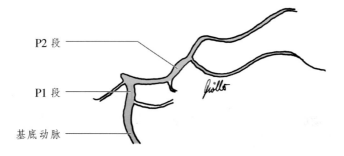

P2 段

P1 段

基底动脉

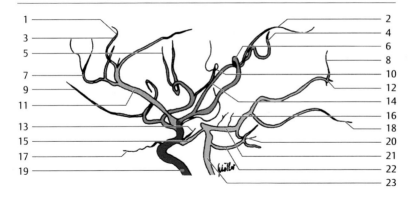

侧面观

▨ 大脑前动脉
▨ 大脑中动脉
▨ 大脑后动脉

1	胼胝体缘动脉	12	枕内动脉
2	顶动脉	13	脉络丛前动脉
3	胼周动脉	14	大脑中动脉(M2 段)
4	角回动脉	15	后交通动脉
5	中央前回动脉	16	后内侧中央动脉
6	大脑中动脉(岛盖部)	17	眼动脉
7	额极动脉	18	枕颞支
8	顶枕动脉	19	颈内动脉
9	额底内侧动脉	20	颞后动脉
10	中央沟动脉	21	大脑后动脉
11	大脑前动脉(后交通段,A2 段)	22	小脑上动脉
		23	基底动脉

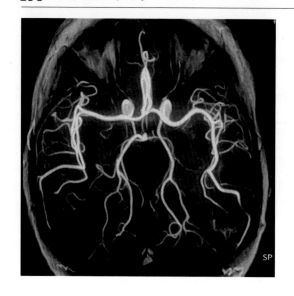

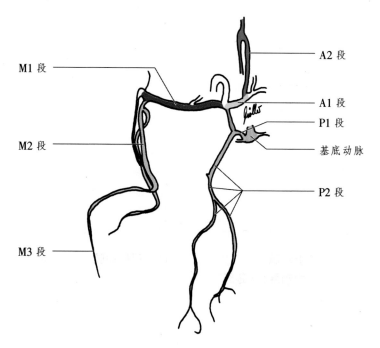

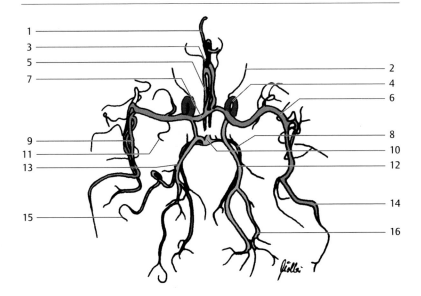

上面观

■ 大脑前动脉
■ 大脑中动脉
■ 大脑后动脉

1	大脑前动脉前内侧支	10	基底动脉
2	眼动脉	11	脉络丛前动脉
3	大脑前动脉(后交通部)	12	左大脑后动脉(起自颈内动脉,变异型)
4	颈内动脉	13	右大脑后动脉
5	前交通动脉	14	大脑中动脉(岛盖部)
6	大脑中动脉(蝶骨段)	15	颞动脉
7	大脑前动脉(前交通部)	16	顶枕动脉
8	小脑上动脉		
9	大脑中动脉(脑岛部)		

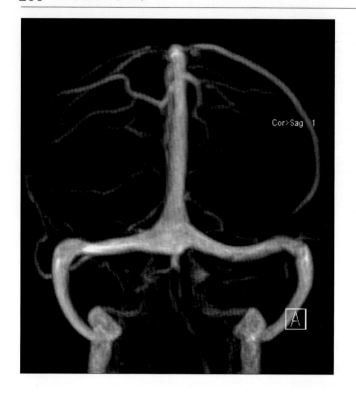

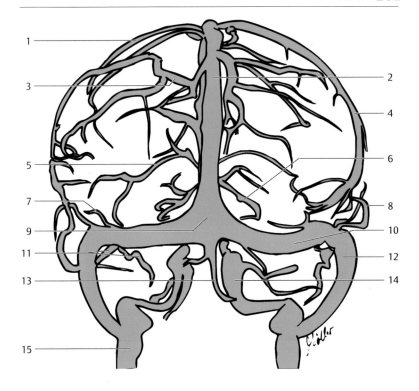

1 大脑上静脉	8 蝶顶窦
2 上矢状窦	9 窦汇
3 顶叶静脉	10 横窦
4 上吻合静脉(Trolard 静脉)	11 小脑上静脉
5 额叶静脉	12 乙状窦
6 基底静脉	13 小脑下静脉
7 大脑中静脉(大脑中深静脉	14 海绵窦
与大脑中浅静脉)	15 颈内静脉

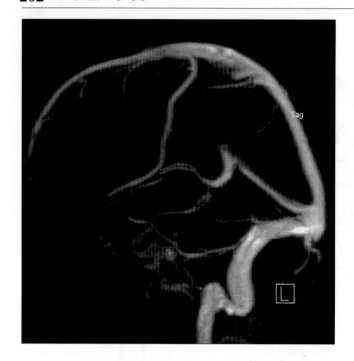

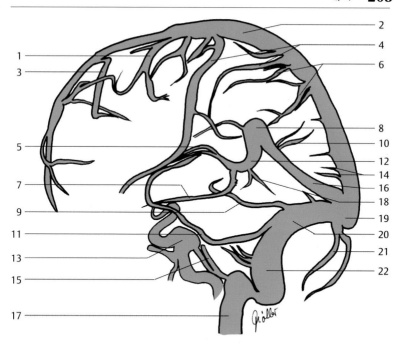

1	小脑中央前静脉	12	大脑大静脉
2	上矢状窦	13	海绵窦
3	额叶静脉	14	大脑后静脉
4	大脑上静脉	15	岩下窦
5	大脑内静脉	16	直窦
6	顶叶静脉	17	颈内静脉
7	基底静脉	18	小脑上静脉
8	镰幕窦汇	19	窦汇
9	下吻合静脉(Labbé 静脉)	20	横窦
10	枕内静脉	21	小脑下静脉
11	岩上窦	22	乙状窦

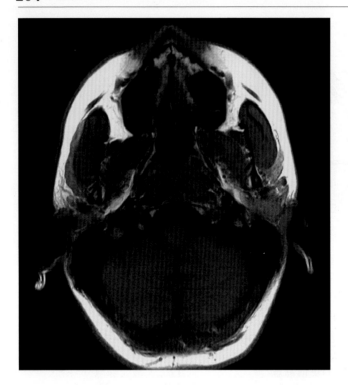

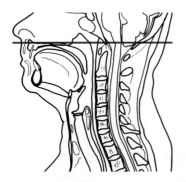

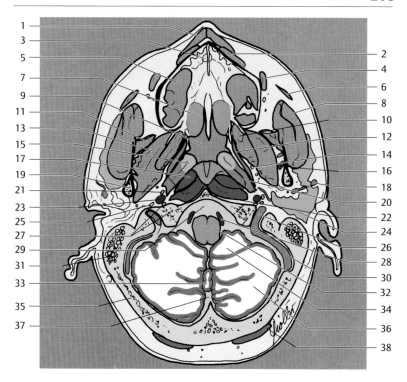

1	口轮匝肌	15	咽鼓管(提肌圆枕)	28	椎动脉
2	提上唇肌			29	脚间池
3	上颌骨(腭突)与切牙管	16	上颌动脉	30	乙状窦
		17	头长肌	31	乳突气房
4	提口角肌	18	下颌后静脉	32	延髓
5	上颌窦	19	下颌支	33	小脑蚓部
6	颧大肌	20	腭帆提肌	34	小脑扁桃体
7	软腭	21	舌咽神经(Ⅸ)	35	枕骨
8	咬肌	22	枕骨基底部	36	小脑半球(后叶)
9	鼻咽	23	颈内动脉		
10	翼内肌	24	腮腺	37	枕大池(小脑延髓后池)
11	颞肌	25	迷走神经(Ⅹ)		
12	腭帆张肌	26	颈内静脉(颈静脉上球)	38	头半棘肌
13	翼外肌				
14	下颌神经(V₃)	27	舌下神经(Ⅻ)		

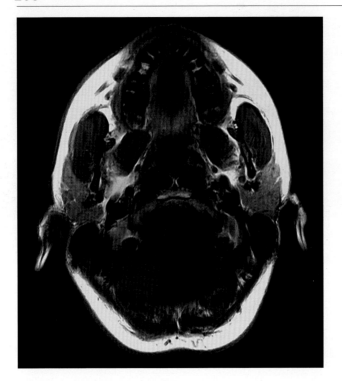

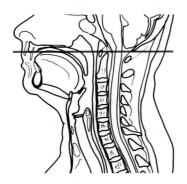

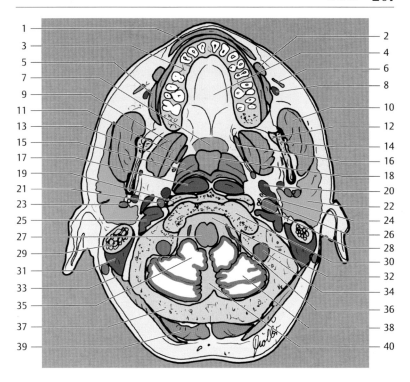

1	口轮匝肌	15	头夹肌	29	乳突气房
2	提口角肌	16	腭帆张肌	30	枕骨基底部
3	上颌骨(牙槽突)	17	头长肌	31	二腹肌(后腹)
4	硬腭	18	鼻咽	32	脚间池
5	颊肌	19	寰椎前弓	33	头夹肌
6	颧肌	20	颈内动脉	34	导静脉及髁管
7	软腭	21	颈内静脉	35	小脑扁桃体
8	面动脉	22	腮腺	36	椎动脉
9	翼外肌	23	下颌后静脉	37	枕骨
10	咬肌	24	迷走神经(Ⅹ)	38	小脑半球(后叶)
11	翼内肌	25	头外侧直肌	39	头半棘肌
12	颞肌	26	舌下神经(Ⅻ)	40	枕大池(小脑延髓后池)
13	腭帆提肌	27	延髓		
14	下颌支	28	副神经(Ⅺ)		

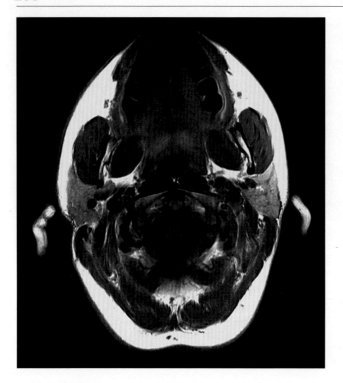

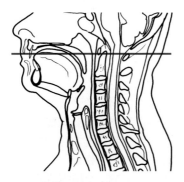

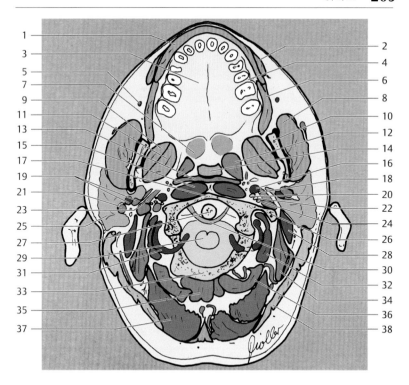

1	口轮匝肌	14	咽	27	枢椎齿突
2	提口角肌	15	头长肌	28	二腹肌(后腹)
3	硬腭	16	颈内动脉	29	延髓
4	上颌骨(牙槽突)	17	寰椎前弓	30	寰椎横韧带
5	面动脉	18	舌咽神经(Ⅸ)	31	椎动脉
6	颊肌	19	上颌动脉与静脉	32	头外侧直肌
7	软腭	20	迷走神经(Ⅹ)	33	寰椎后弓
8	咬肌	21	下颌后静脉	34	头上斜肌
9	翼外肌	22	舌下神经(Ⅻ)	35	头后小直肌
10	下颌支	23	茎突咽肌	36	头下斜肌
11	翼内肌	24	副神经(Ⅺ)	37	头半棘肌
12	腭帆张肌	25	腮腺	38	头夹肌
13	咽上缩肌	26	寰椎横突		

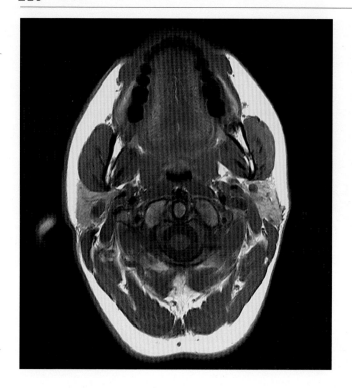

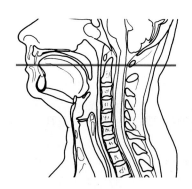

1	上唇	4	尖牙(左3)
2	切牙(左1,2)	5	提口角肌
3	口轮匝肌	6	前磨牙(左4,5) ▶

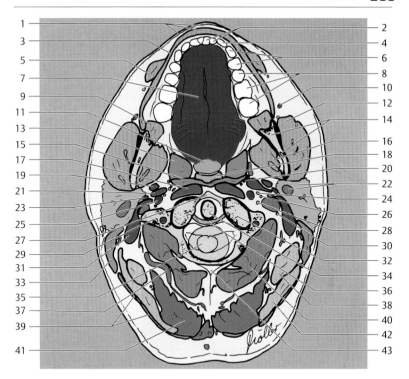

7 舌	20 咽静脉丛	32 寰椎侧块
8 磨牙(6~8)	21 茎突咽肌	33 胸锁乳突肌
9 颊肌	22 腮腺与下	34 枢椎齿突
10 面动脉	颌后静脉	35 脊髓
11 腭垂	23 上颌动脉	36 寰椎横韧带
12 咬肌	24 舌咽神经(IX)	37 颈深静脉
13 腭帆张肌	25 颈内动脉	38 头最长肌
14 下颌支及牙槽管	26 舌下神经(XII)	39 斜方肌
15 咽上缩肌	27 寰椎前弓	40 头下斜肌
16 翼内肌	28 迷走神经(X)	41 头半棘肌
17 头长肌	29 横突与横突孔	42 头夹肌
18 口咽	30 副神经(XI)	43 项韧带
19 茎突舌肌	31 二腹肌(后腹)	

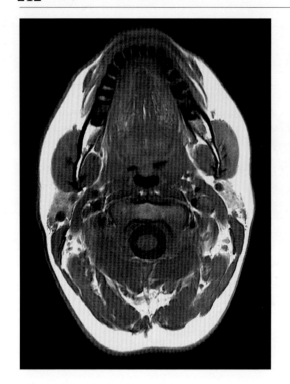

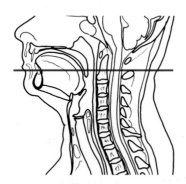

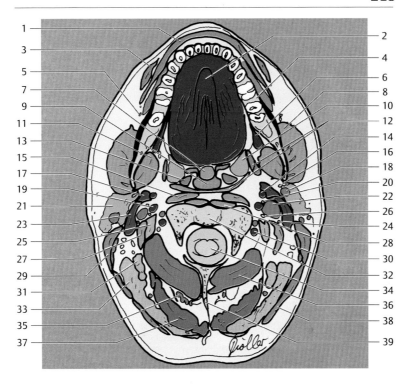

1	口轮匝肌	15	头长肌	28	颈长肌
2	舌(颏舌肌)	16	面神经(Ⅶ)	29	胸锁乳突肌
3	提口角肌	17	茎突舌骨肌与茎	30	椎动脉
4	下颌骨		突舌肌	31	头最长肌
5	面动脉	18	下颌后静脉	32	寰椎椎体
6	舌骨舌肌	19	颈内动脉	33	头夹肌
7	腭垂	20	舌下神经(Ⅻ)	34	脊髓
8	咬肌	21	腮腺	35	颈深静脉
9	口咽	22	颈内静脉	36	头下斜肌
10	腭扁桃体	23	二腹肌(后腹)	37	头半棘肌
11	翼内肌	24	迷走神经(Ⅹ)	38	斜方肌
12	咽上缩肌	25	颈最长肌	39	项韧带
13	腭咽肌	26	副神经(Ⅺ)		
14	颈外动脉	27	肩胛提肌		

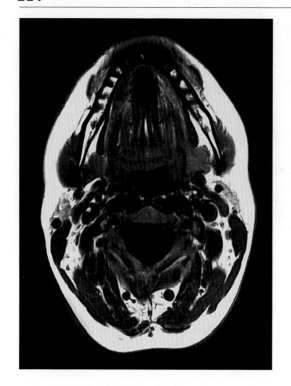

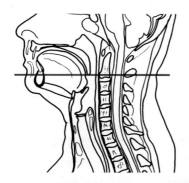

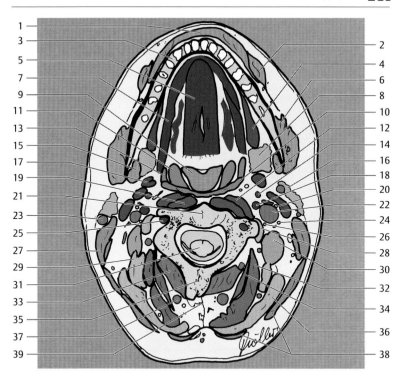

1	口轮匝肌	15	翼内肌	28	颈最长肌
2	降口角肌	16	腮腺	29	头最长肌
3	下颌骨	17	茎突舌肌与茎	30	肩胛提肌
4	下颌舌骨肌		突舌骨肌	31	脊髓
5	颏舌肌	18	颈内动脉	32	头半棘肌
6	咬肌	19	颈长肌	33	头棘肌与多裂肌
7	舌骨舌肌	20	舌下神经(XII)	34	颈半棘肌
8	下颌下腺	21	寰椎椎体	35	脊椎棘突
9	口咽	22	颈内静脉	36	头夹肌
10	咽上缩肌	23	下颌后静脉	37	颈深静脉
11	腭咽肌	24	副神经(XI)	38	斜方肌
12	头长肌	25	椎动脉	39	项韧带
13	咽中缩肌	26	迷走神经(X)		
14	颈外动脉	27	胸锁乳突肌		

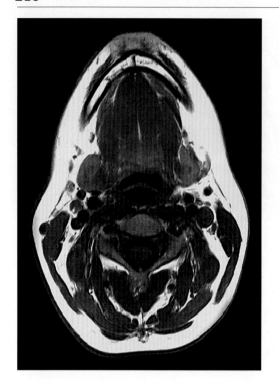

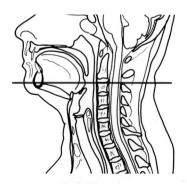

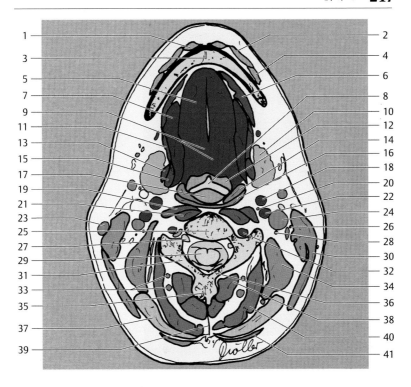

1 颏肌	15 二腹肌(后腹)	28 迷走神经(Ⅹ)
2 降口角肌	16 咽中缩肌	29 脊髓
3 下颌骨	17 下咽	30 胸锁乳突肌
4 颈阔肌	18 颈外动脉	31 C3 椎弓
5 颏舌肌	19 头长肌	32 椎动脉
6 下颌舌骨肌	20 喉上神经(迷走神经,Ⅹ)	33 颈深静脉
7 舌骨舌肌	21 颈长肌	34 肩胛提肌
8 会厌	22 颈内动脉	35 棘突
9 舌根	23 颈外静脉	36 黄韧带
10 下颌下腺	24 颈内静脉	37 头夹肌
11 茎突舌肌	25 C3 椎体	38 颈棘肌
12 口咽	26 副神经(Ⅺ)	39 项韧带
13 茎突舌骨肌	27 脊神经根(C4)	40 头半棘肌
14 腭咽肌		41 斜方肌

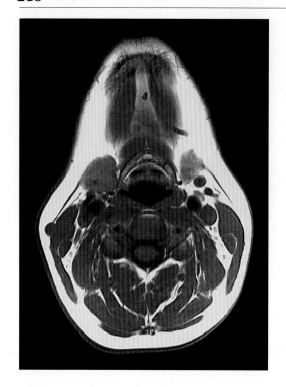

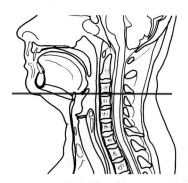

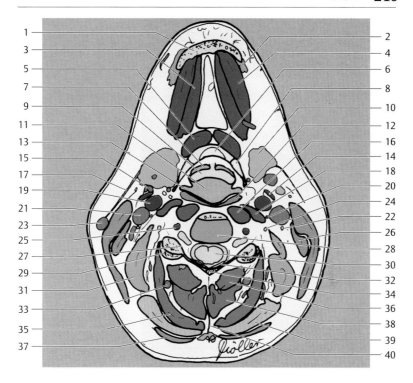

1	下颌骨	15	下颌后静脉	29	关节突关节
2	降口角肌	16	甲状腺上动脉	30	脊髓
3	下颌舌骨肌	17	颈阔肌	31	肩胛提肌
4	二腹肌(前腹)	18	头长肌	32	黄韧带
5	颏舌骨肌	19	颈总动脉分叉	33	颈深静脉
6	舌骨(体)	20	迷走神经(Ⅹ)	34	C3 后弓
7	会厌谷	21	颈内静脉	35	头半棘肌
8	舌骨(大角)	22	脊神经(C3)	36	颈棘肌
9	会厌	23	颈外静脉	37	斜方肌
10	下颌下腺	24	脊神经(C2)	38	颈半棘肌
11	下咽	25	椎动脉	39	头夹肌
12	咽下缩肌	26	胸锁乳突肌	40	项韧带
13	梨状隐窝	27	脊神经根(C4)		
14	颈长肌	28	椎间盘(C3/C4)		

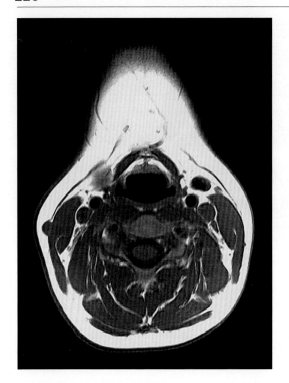

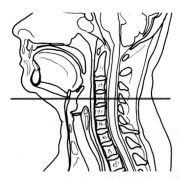

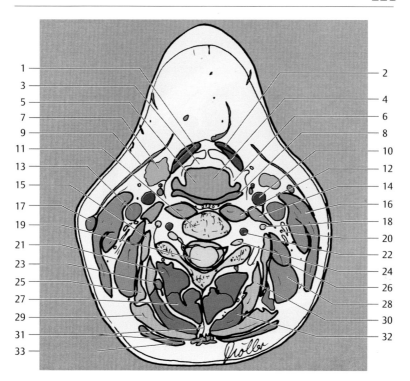

1	甲状舌骨肌	
2	胸骨舌骨肌	
3	会厌(软骨)	
4	喉前庭	
5	下咽	
6	杓状会厌皱襞	
7	下颌下腺	
8	咽下缩肌	
9	颈阔肌	
10	颈总动脉	
11	C4 椎体	
12	颈长肌	
13	颈内静脉	
14	头长肌	
15	头最长肌	
16	胸锁乳突肌	
17	颈外静脉	

18	脊神经(C4)
19	脊髓
20	脊神经(C3)
21	颈棘肌
22	椎动脉
23	颈深静脉
24	脊神经根(C5)
25	颈最长肌
26	中斜角肌
27	颈半棘肌
28	肩胛提肌
29	头夹肌
30	颈夹肌
31	项韧带
32	头半棘肌
33	斜方肌

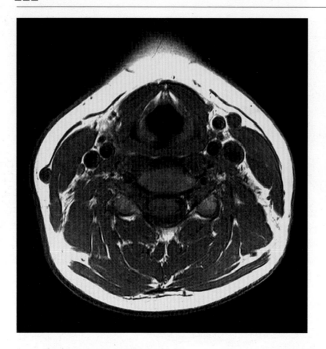

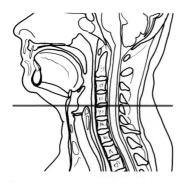

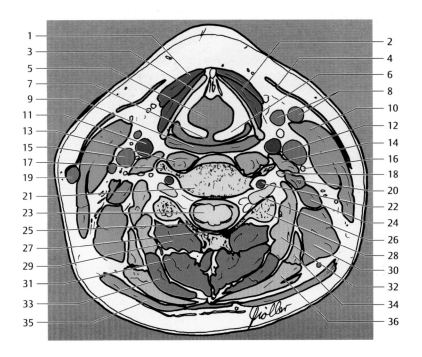

1	胸骨舌骨肌	19	颈外静脉
2	甲状舌骨肌	20	中斜角肌
3	甲状软骨(板)	21	C5 椎体
4	颈阔肌	22	椎动脉
5	喉前庭	23	脊髓
6	杓状会厌皱襞	24	后斜角肌
7	下咽	25	C6 后弓
8	颈前静脉	26	脊神经根(C6)
9	咽下缩肌	27	黄韧带
10	胸锁乳突肌	28	下关节突
11	颈总动脉	29	颈棘肌与多裂肌
12	迷走神经(X)	30	肩胛提肌
13	颈长肌	31	颈半棘肌
14	头长肌	32	颈最长肌
15	颈内静脉	33	头半棘肌
16	脊神经(C4)	34	颈夹肌
17	C5 横突	35	斜方肌
18	脊神经(C5)	36	头夹肌

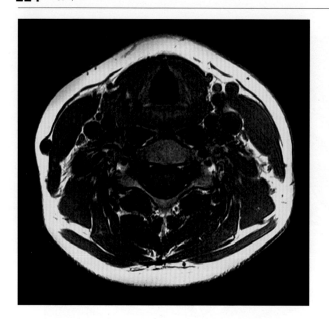

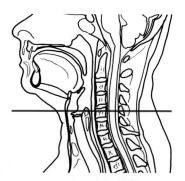

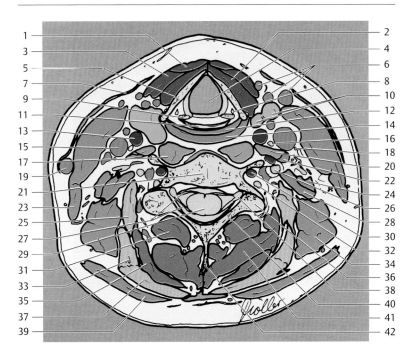

1	胸骨舌骨肌	15	颈内静脉	29	脊髓
2	甲状舌骨肌	16	迷走神经（X）	30	椎动脉
3	肩胛舌骨肌	17	颈长肌	31	颈棘肌与多裂肌
4	喉	18	膈神经	32	脊神经(C5)
5	甲状软骨(板)	19	颈外静脉	33	颈夹肌
6	颈前静脉	20	头长肌	34	肩胛提肌
7	颈阔肌	21	C5椎体	35	头半棘肌
8	梨状隐窝	22	前斜角肌	36	脊椎下关节突
9	杓状软骨	23	胸锁乳突肌	37	头夹肌
10	甲状腺	24	后斜角肌	38	脊神经根(C6)
11	环状软骨	25	颈最长肌	39	斜方肌
12	下咽	26	脊神经(C4)	40	C6后弓
13	颈总动脉	27	前、后神经根	41	颈半棘肌
14	咽下缩肌	28	中斜角肌	42	C6棘突

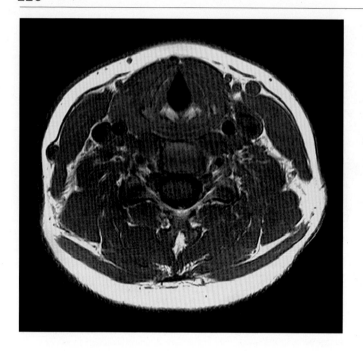

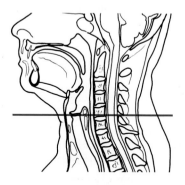

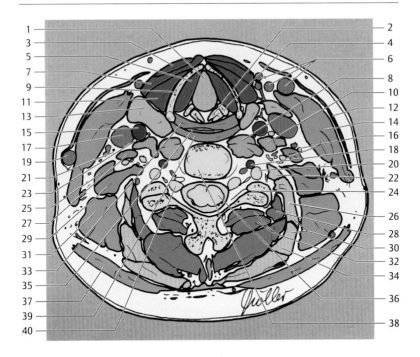

1	声门	21 膈神经
2	环状软骨	22 头最长肌
3	胸骨舌骨肌	23 迷走神经（X）
4	杓状软骨	24 关节突关节
5	声带肌	25 中斜角肌
6	颈前静脉	26 颈最长肌
7	肩胛舌骨肌	27 前斜角肌
8	颈长肌	28 头半棘肌
9	甲状软骨(板)	29 后斜角肌
10	头长肌	30 颈夹肌与头夹肌
11	甲状舌骨肌	31 肩胛提肌
12	颈阔肌	32 颈棘肌与多裂肌
13	甲状腺	33 后环勺肌
14	胸锁乳突肌	34 颈半棘肌
15	颈总动脉	35 下咽/食管
16	脊神经(C4,C5)	36 脊髓
17	颈内静脉	37 斜方肌
18	椎动脉	38 C5 椎体
19	颈外静脉	39 咽下缩肌
20	脊神经(C6)	40 脊神经根(C7)

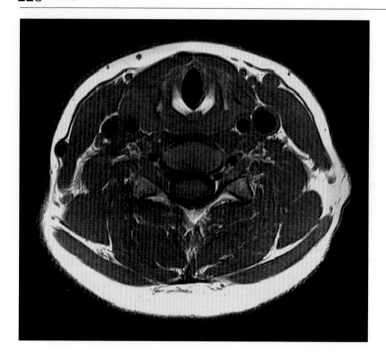

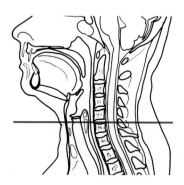

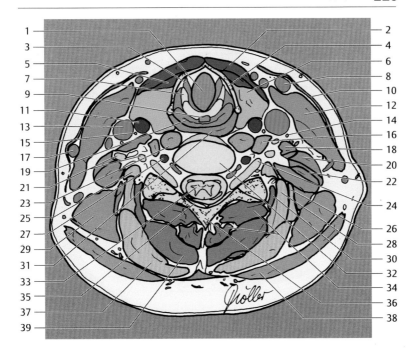

1	喉
2	胸骨舌骨肌
3	声带肌(声带)
4	甲状软骨(板)
5	甲状舌骨肌
6	甲状腺
7	杓状软骨
8	颈前静脉
9	杓横肌
10	颈阔肌
11	颈总动脉
12	胸锁乳突肌
13	颈内静脉
14	膈神经
15	迷走神经(Ⅹ)
16	头长肌
17	颈外静脉
18	前斜角肌
19	下咽/食管
20	中斜角肌
21	脊神经(C4,C5)
22	后斜角肌
23	颈长肌
24	脊神经根(C6)
25	头最长肌
26	颈最长肌
27	椎动脉
28	颈夹肌
29	肩胛提肌
30	头半棘肌
31	咽下缩肌
32	椎间隙(C5/C6)
33	脊髓
34	颈棘肌与多裂肌
35	黄韧带
36	后椎弓
37	头夹肌
38	斜方肌
39	颈半棘肌

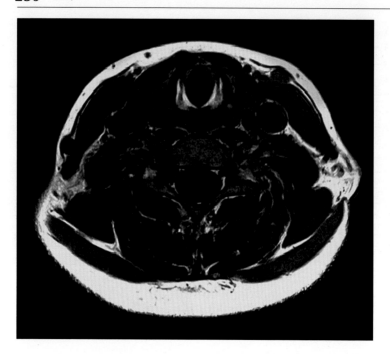

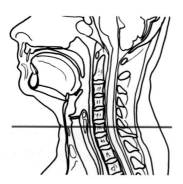

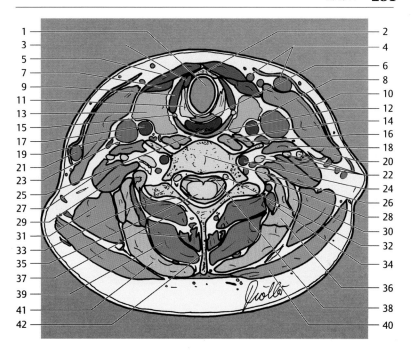

1 喉	15 甲状软骨(下角)	29 后斜角肌
2 甲状软骨	16 头长肌	30 颈最长肌
3 甲杓肌	17 颈总动脉	31 肩胛提肌
4 颈前静脉	18 前斜角肌	32 脊神经根(C7)
5 胸骨舌骨肌	19 颈内静脉	33 C7 横突与椎板
6 杓横肌	20 胸锁乳突肌	34 头半棘肌
7 甲状舌骨肌	21 颈外静脉	35 脊髓
8 迷走神经(Ⅹ)	22 脊神经(C4~C6)	36 颈夹肌
9 胸骨甲状肌	23 膈神经	37 颈棘肌与多裂肌
10 颈阔肌	24 椎动脉	38 前后脊神经根(C8)
11 环状软骨(板)	25 食管	39 颈半棘肌
12 咽下缩肌	26 颈椎(C6)	40 斜方肌
13 甲状腺	27 中斜角肌	41 头夹肌
14 颈长肌	28 头最长肌	42 颈椎棘突

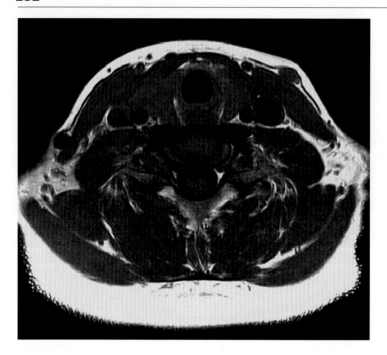

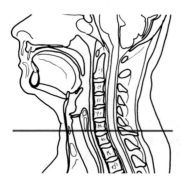

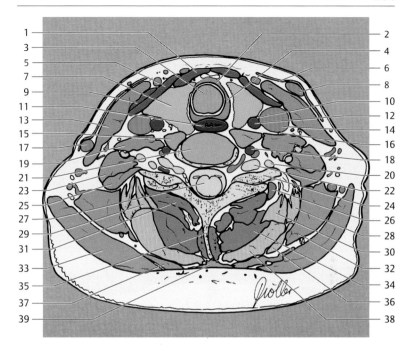

1	胸骨舌骨肌
2	环状软骨(弓)
3	气管
4	环甲肌
5	胸骨甲状肌
6	颈阔肌
7	甲状腺
8	颈前静脉
9	肩胛舌骨肌
10	迷走神经(Ⅹ)
11	食管
12	颈总动脉
13	胸锁乳突肌
14	颈内静脉
15	颈长肌
16	膈神经
17	颈外静脉
18	椎动脉
19	前斜角肌
20	脊神经(C4~C6)
21	椎间隙(C6/C7)
22	脊神经根(C7)
23	中斜角肌
24	关节突关节(C6/C7)
25	后斜角肌
26	头最长肌
27	脊髓
28	颈最长肌
29	头半棘肌
30	颈夹肌
31	颈棘肌与多裂肌
32	肩胛提肌
33	斜方肌
34	颈半棘肌
35	脊椎棘突
36	上后锯肌
37	菱形小肌
38	头夹肌
39	项韧带

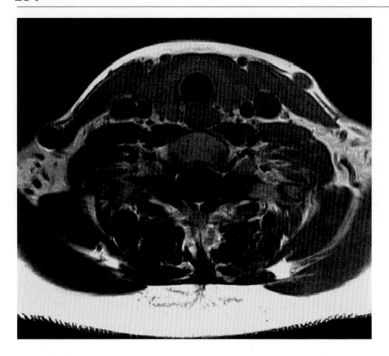

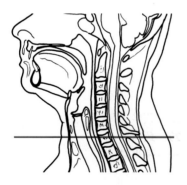

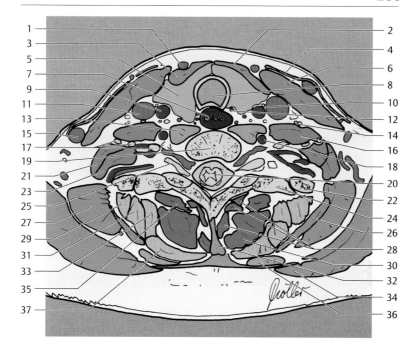

1	颈前静脉	20	脊髓
2	胸骨舌骨肌	21	中斜角肌
3	胸骨甲状肌	22	第 1 肋
4	颈阔肌	23	后斜角肌
5	甲状腺	24	颈椎横突
6	胸锁乳突肌	25	脊神经根(C8)
7	食管	26	上后锯肌
8	气管	27	肩胛提肌
9	颈总动脉	28	颈棘肌与多裂肌
10	迷走神经(X)	29	颈髂肋肌
11	颈内静脉	30	颈半棘肌
12	甲状腺下动脉	31	颈最长肌
13	颈长肌	32	棘突间韧带
14	膈神经	33	颈夹肌
15	颈外静脉	34	斜方肌
16	前斜角肌	35	头半棘肌
17	脊神经(C5~C7)	36	菱形小肌
18	椎动脉	37	头夹肌
19	颈椎椎体(C7)		

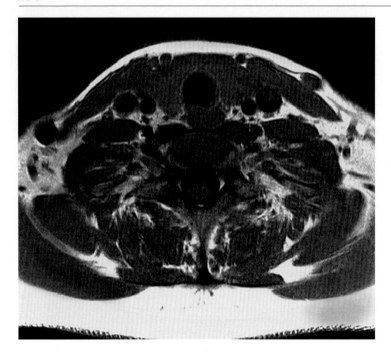

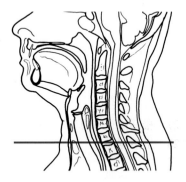

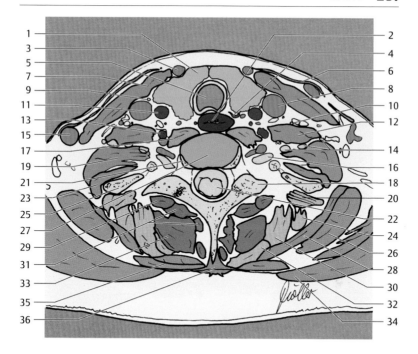

1	甲状腺	19	中斜角肌
2	食管	20	肋间肌
3	颈前静脉	21	T1 椎体上后缘
4	甲状腺下静脉	22	脊髓
5	气管	23	后斜角肌
6	颈阔肌	24	颈髂肋肌
7	胸锁乳突肌	25	第 1 肋
8	颈内静脉	26	肩胛提肌
9	迷走神经(Ⅹ)	27	椎间隙(C7/T1)
10	膈神经	28	上后锯肌
11	颈总动脉	29	头半棘肌
12	前斜角肌	30	颈夹肌
13	椎动脉	31	颈棘肌与多裂肌
14	脊神经(C5~C7)	32	头夹肌
15	颈外静脉	33	颈半棘肌
16	脊神经根(C8)	34	斜方肌
17	颈长肌	35	菱形小肌
18	T1 横突	36	棘突间韧带

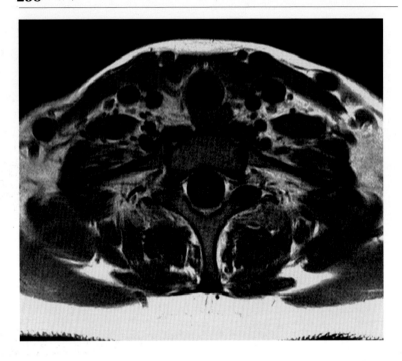

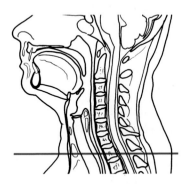

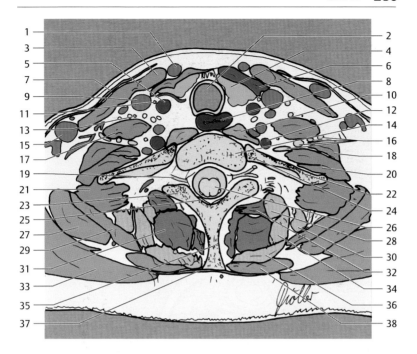

1	颈前静脉	20	后斜角肌
2	气管	21	肋间肌
3	胸锁乳突肌	22	第 1 肋
4	甲状腺	23	T1 横突
5	颈总动脉	24	肋椎关节
6	胸骨舌骨肌	25	黄韧带
7	颈阔肌	26	脊髓
8	食管	27	肩胛提肌
9	颈内静脉	28	头半棘肌
10	颈长肌	29	上后锯肌
11	迷走神经(X)	30	颈髂肋肌
12	椎动脉	31	颈半棘肌
13	膈神经	32	颈棘肌与多裂肌
14	椎体(T1)	33	斜方肌
15	颈外静脉	34	颈夹肌
16	颈丛(C5~C8)	35	脊椎棘突
17	前斜角肌	36	头夹肌
18	中斜角肌	37	棘突间韧带
19	脊神经根(T1)	38	菱形小肌

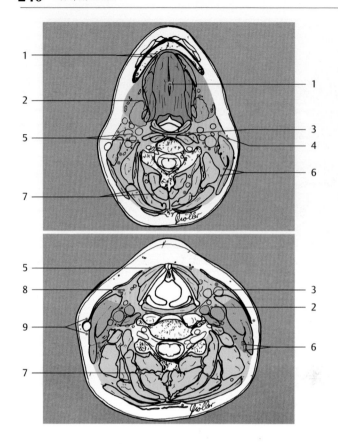

颈部淋巴结

1　颏下淋巴结
2　颌下淋巴结
3　咽后淋巴结
4　耳前淋巴结
5　颈静脉上组淋巴结
6　颈深淋巴结
7　颈背淋巴结
8　颈前静脉淋巴结
9　颈浅淋巴结

淋巴结(分区)

1a 区(二腹肌间颏下淋巴结)
1b 区(颌下淋巴结)
2a 区(颈内静脉前、中、后淋巴结)
2b 区(颈内静脉背侧淋巴结)
3 区(沿颈静脉的淋巴结)
5a 区(颈后三角淋巴结,上及环状
软骨)
6 区(颈动脉腹侧淋巴结)

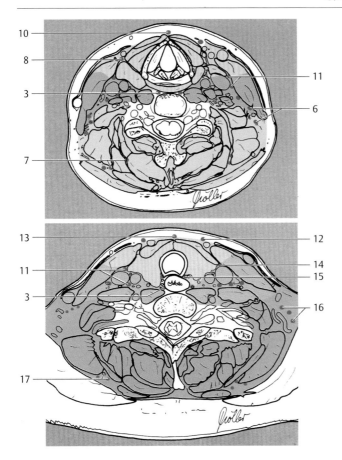

颈部淋巴结

3　咽后淋巴结
6　颈深淋巴结
7　颈背淋巴结
8　颈前静脉淋巴结
10　喉前淋巴结
11　颈静脉下组淋巴结
12　颈前淋巴结
13　气管前淋巴结
14　甲状腺淋巴结
15　气管旁淋巴结
16　锁骨上淋巴结
17　颈浅淋巴结

淋巴结(分区)

■　3区(沿颈静脉的淋巴结)
■　4区(颈静脉下淋巴结)
□　5a区(颈后三角淋巴结,上及
　　环状软骨上缘)
■　5b区(颈后三角淋巴结,下及
　　环状软骨下缘)
□　6区(颈动脉腹侧淋巴结)

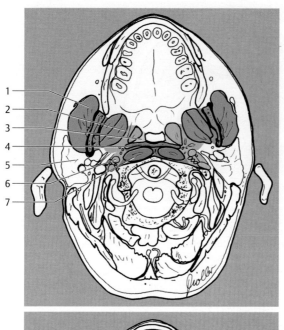

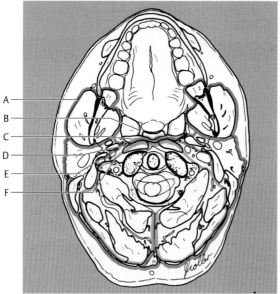

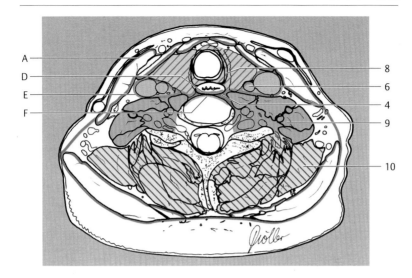

颈部间隙

▨ 1 嚼肌间隙(咀嚼肌,下颌体与下颌支,下牙槽神经,上颌
动脉,翼丛,舌神经)

▨ 2 咽旁间隙(三叉神经,咽动脉)

▢ 3 表浅黏膜间隙(黏膜下唾液腺,淋巴组织)

▨ 4 咽后间隙

▨ 5 腮腺间隙(腮腺,面神经,颈外动脉,下颌后静脉)

▨ 6 颈动脉间隙(颈动脉,颈静脉,脑神经Ⅸ~Ⅻ,交感干)

▨ 7 椎前间隙(椎前与椎旁肌肉,膈神经)

▨ 8 内脏间隙(甲状腺,气管旁间隙)

▨ 9 椎周间隙(椎前部)

▨ 10 椎周间隙(椎旁部)

颈部筋膜

━ A 颈筋膜浅层

━ B 咽颅底筋膜

━ C 颈深筋膜中层(气管前筋膜)

━ D 颈动脉间筋膜

━ E 颈动脉鞘

━ F 颈深筋膜深层(椎前筋膜)

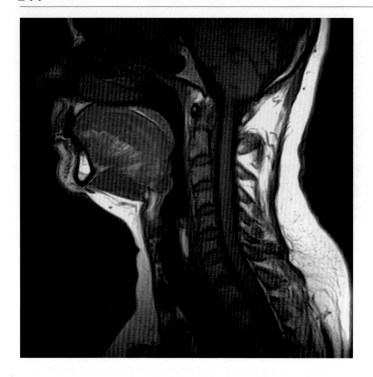

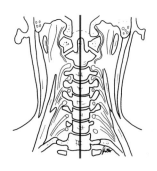

1	腭扁桃体	7	硬腭
2	枕骨大孔	8	覆膜
3	犁骨	9	切牙管
4	前纵韧带	10	寰枕后膜
5	鼻咽与颈长肌	11	口轮匝肌
6	齿突尖韧带		

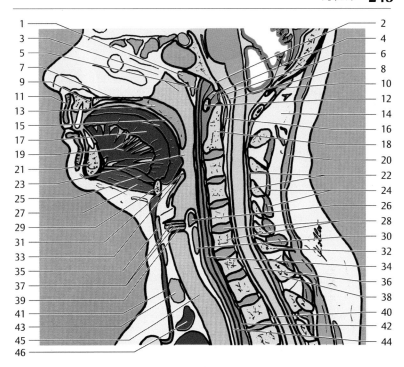

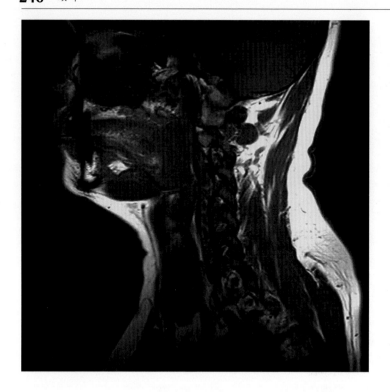

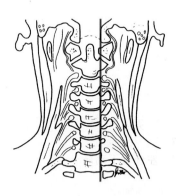

1	腭帆提肌	6	头后小直肌
2	头半棘肌	7	上颌骨
3	翼内肌	8	头后大直肌
4	寰椎(侧块)	9	口轮匝肌
5	头长肌	10	下斜肌

▶

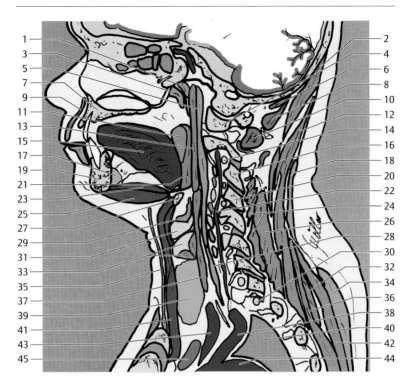

11	腭扁桃体	29	咽与会厌谷
12	头夹肌	30	脊神经根(T1)
13	咽上缩肌	31	甲状软骨
14	脊神经根(C3)	32	上后锯肌
15	舌	33	环状软骨与环甲肌
16	下关节突	34	斜方肌
17	舌下腺	35	颈阔肌
18	斜方肌(降部)	36	颈夹肌
19	下颌骨	37	咽下缩肌
20	上关节突	38	左锁骨下动脉
21	腭咽肌	39	甲状腺
22	椎动脉	40	左肺
23	下颌舌骨肌	41	胸骨舌骨肌
24	多裂肌	42	大小菱形肌
25	二腹肌(前腹)	43	颈总动脉
26	颈半棘肌	44	主动脉弓
27	舌骨	45	左头臂静脉
28	颈长肌		

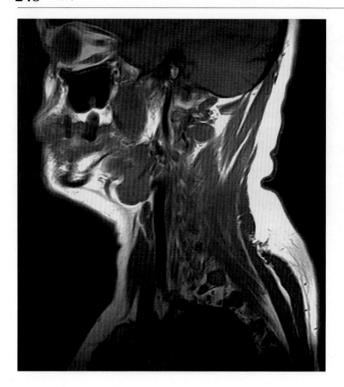

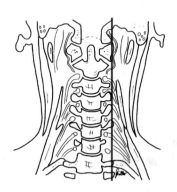

1 上颌窦
2 颈内动脉(虹吸段)
3 翼内肌
4 下颌神经
5 提上唇肌
6 咽鼓管
7 二腹肌

▶

8　头外直肌	26　颈半棘肌
9　下颌舌骨肌	27　前斜角肌
10　腭帆张肌	28　后斜角肌
11　口轮匝肌	29　胸锁乳突肌
12　头上斜肌	30　头夹肌
13　下颌骨	31　甲状腺
14　头后大直肌	32　斜方肌
15　下颌下腺	33　锁骨下动脉
16　寰椎(横突)	34　第 1 肋
17　面静脉	35　颈内静脉
18　头半棘肌	36　颈半棘肌
19　颈长肌	37　锁骨下静脉(左)
20　头下斜肌	38　大、小菱形肌
21　颈阔肌	39　锁骨
22　椎动脉	40　棘间肌
23　横突与脊神经根	41　头臂静脉(左)
24　颈内动脉	42　前锯肌
25　颈总动脉	43　左肺

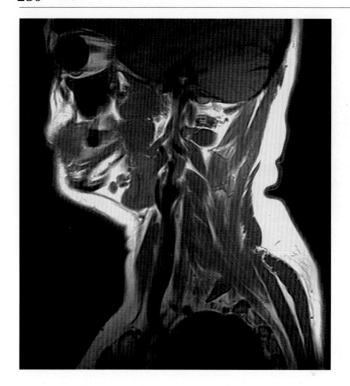

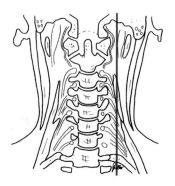

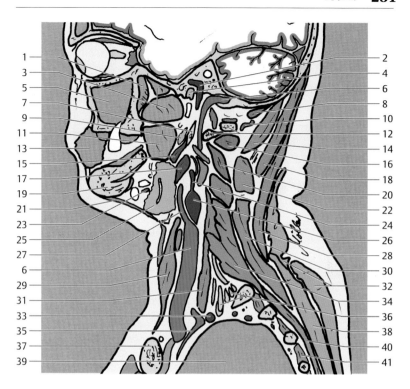

1 颞肌	14 头后大直肌	28 头夹肌
2 颈内动脉	15 茎突舌骨肌	29 胸锁乳突肌
（虹吸段）	16 头斜肌	30 颈半棘肌
3 翼外肌	17 二腹肌	31 中斜角肌
4 咽鼓管	18 头半棘肌	32 斜方肌
5 上颌窦	19 下颌骨	33 锁骨下动脉(左)
6 颈内静脉	20 肩胛提肌	34 后斜角肌
7 茎突	21 颈阔肌	35 锁骨下静脉(左)
8 头后小直肌	22 颈半棘肌	36 臂丛
9 腮腺	23 面静脉	37 锁骨
10 颈深静脉	24 颈外动脉	38 大小菱形肌
11 翼内肌	25 下颌下腺	39 左肺
12 寰椎(横突)	26 颈总动脉	40 多裂肌
13 颊肌	27 颈外静脉	41 棘间肌

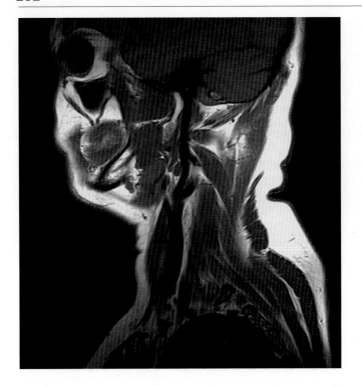

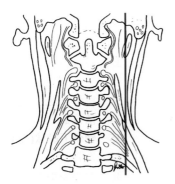

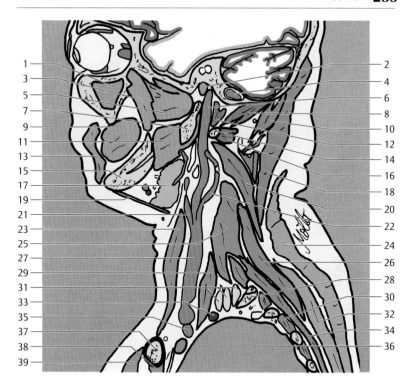

1 上颌窦	14 C1 横突	27 颈内静脉
2 外耳道	15 下颌骨	28 第 1 肋
3 颞肌	16 头上斜肌	29 前斜角肌
4 乙状窦	17 下颌下腺	30 棘间肌
5 翼外肌	18 头夹肌	31 臂丛
6 颈内静脉	19 颈阔肌	32 大小菱形肌
7 下颌支	20 肩胛提肌	33 锁骨下动脉(左)
8 头后大小斜肌	21 面总静脉	34 前锯肌
9 颊肌	22 颈静脉	35 锁骨下静脉(左)
10 头半棘肌	23 胸锁乳突肌	36 左肺
11 翼内肌	24 斜方肌	37 锁骨
12 头外侧直肌	25 中斜角肌	38 锁骨下肌
13 口轮匝肌	26 颈半棘肌	39 胸大肌

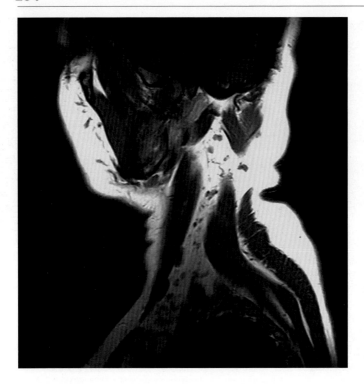

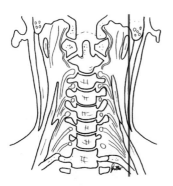

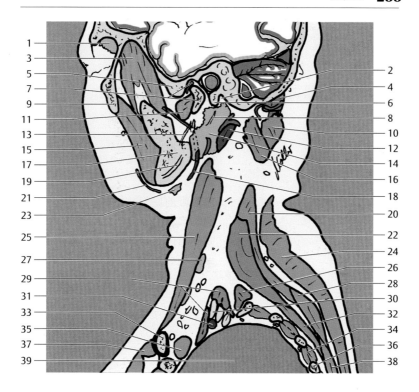

1	泪腺	14	腮腺	27	淋巴结
2	茎乳孔	15	咬肌	28	小菱形肌
3	颞肌	16	头半棘肌	29	前斜角肌
4	头上斜肌	17	下颌骨	30	臂丛
5	关节结节	18	颈外动脉	31	锁骨下动脉(左)
6	茎突	19	下颌管	32	前锯肌
7	下颌头与关节盘	20	肩胛提肌	33	锁骨
8	面神经(Ⅶ)	21	颈阔肌	34	棘间肌
9	颧骨	22	后斜角肌	35	锁骨下肌
10	头夹肌	23	下颌下腺	36	第4肋骨
11	翼外肌	24	斜方肌	37	胸大肌
12	二腹肌(后腹)	25	胸锁乳突肌	38	大菱形肌
13	下牙槽神经	26	中斜角肌	39	左肺

鼻前庭
（鼻腔）

鼻咽

固有口腔

咽峡

口咽

喉咽

食管

喉前庭

喉室

声门下腔

气管

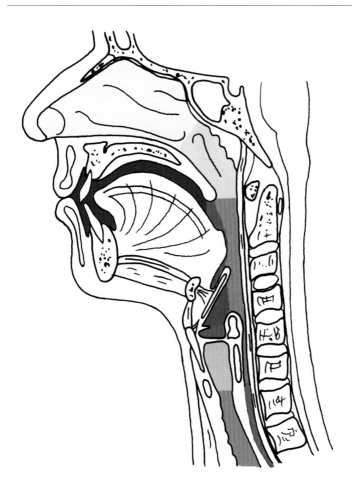

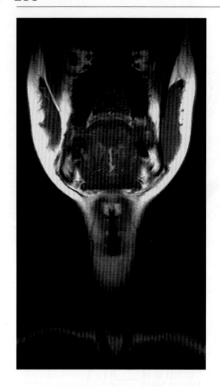

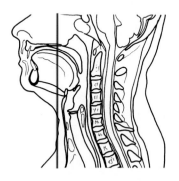

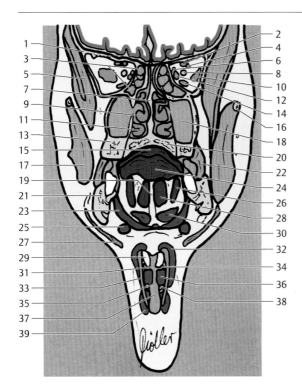

1 蝶骨(小翼)	14 下直肌	27 颈阔肌
2 上睑提肌	15 舌纵肌	28 颏舌肌
3 筛房(前组)	16 颧骨(颞突)	29 假声带
4 上直肌	17 咬肌	30 颏舌骨肌
5 颞肌	18 上颌窦	31 声门
6 上斜肌	19 舌中隔	32 甲状舌骨肌
7 鼻中隔	20 硬腭	33 甲状软骨
8 视神经(Ⅱ)	21 下颌骨	34 喉室
9 中鼻甲	22 颊肌	35 声门下腔
10 外直肌	23 下颌舌骨肌	36 声带肌
11 下鼻甲	24 舌横肌	37 气管
12 内直肌	25 二腹肌(前腹)	38 环状软骨
13 上颌骨	26 舌骨舌肌	39 胸骨舌骨肌

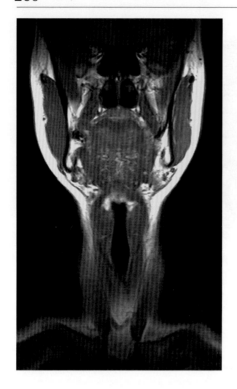

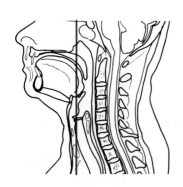

1 眶上裂
2 视神经(Ⅱ)
3 蝶骨(小翼)
4 滑车神经(Ⅳ)

5 颞骨
6 额神经
7 圆孔及上颌神经(V₂) ▶

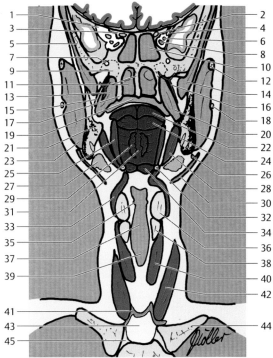

8 眼上静脉	21 下颌支	34 颏舌骨肌
9 翼腭窝	22 舌纵肌	35 喉室
10 蝶窦	23 咬肌	36 甲状软骨
11 后鼻腔与鼻中隔	24 舌横肌	37 声门下腔
12 颧骨(颞突)	25 舌骨舌肌	38 环状软骨
13 翼窝	26 面动脉	39 喉
14 颞肌	27 下颌下腺	40 环甲肌
15 翼外肌	28 下颌舌骨肌	41 颈前静脉
16 上颌动脉	29 舌垂直肌	42 胸骨舌骨肌
17 内侧翼突	30 颈阔肌	43 胸骨上间隙
18 面神经(Ⅶ)	31 舌中隔	44 锁骨
19 软腭	32 舌骨	45 胸锁关节
20 翼内肌	33 甲状舌骨肌	

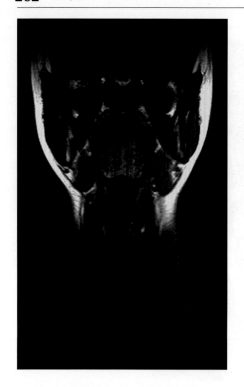

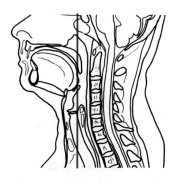

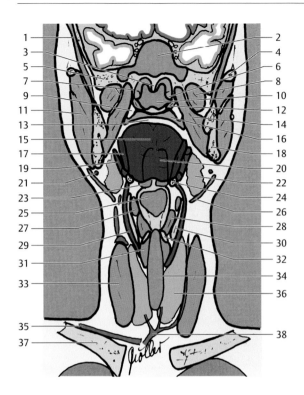

1 颞肌	14 翼内肌	27 梨状隐窝
2 蝶窦	15 舌横肌	28 杓会厌肌及
3 犁骨	16 软腭	杓状会厌襞
4 颧骨(颞突)	17 舌骨舌肌	29 肩胛舌骨肌
5 蝶骨(大翼)	18 下颌骨	30 甲状软骨
6 咽鼓管	19 二腹肌	31 甲杓肌
7 翼突内、外侧板	20 颏舌肌	32 杓状软骨
8 翼外肌	21 面动脉	33 胸锁乳突肌
9 咽周间隙	22 下颌下腺	34 气管
10 鼻咽	23 会厌谷	35 颈前静脉
11 咬肌	24 舌骨(大角)	36 甲状腺
12 腭帆提肌	25 喉前庭	37 锁骨
13 口咽	26 颈阔肌	38 甲状腺下静脉

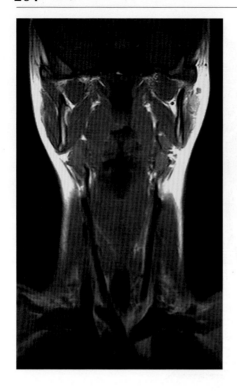

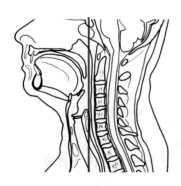

1 颞肌
2 蝶窦
3 蝶骨(大翼)
4 口咽
5 颧骨
6 咽鼓管(软骨)
7 咽扁桃体

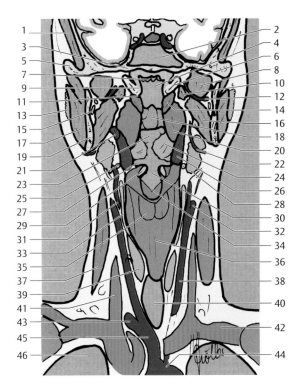

8	翼外肌	21	茎突舌肌	34	杓状软骨间切迹
9	咽鼓管圆枕	22	面动脉	35	环勺后肌
10	腭帆张肌	23	口咽	36	咽中缩肌
11	咽鼓管咽内开口	24	腭扁桃体	37	胸锁乳突肌
12	上颌动脉	25	舌骨	38	颈总动脉
13	腮腺	26	二腹肌	39	甲状腺
14	腭帆提肌	27	会厌谷	40	气管
15	下牙槽神经	28	下颌下腺	41	颈内静脉
16	翼内肌	29	会厌	42	锁骨下静脉
17	咬肌	30	喉入口	43	锁骨下动脉(右)
18	软腭与腭垂	31	颈外动脉	44	主动脉
19	下颌支	32	颈内动脉	45	头臂干
20	腭咽肌	33	甲状软骨	46	右肺

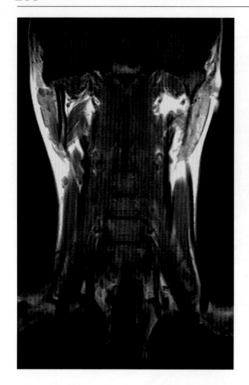

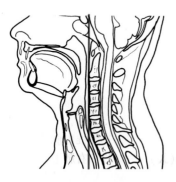

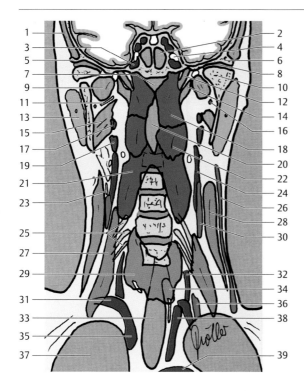

1	颞肌	14	腭帆提肌	28	胸锁乳突肌
2	蝶窦	15	翼内肌	29	咽下缩肌
3	颈内动脉(虹吸段)	16	上颌动脉	30	颈内静脉
4	三叉神经腔	17	茎突咽肌	31	锁骨下动脉
5	颧突	18	头长肌	32	椎动脉
6	颞下颌关节	19	二腹肌	33	气管
	窝(颞骨)	20	口咽	34	食管
7	鼻咽	21	颈长肌	35	头臂干
8	关节盘	22	头长肌	36	椎静脉
9	翼外肌	23	迷走神经(X)	37	右肺
10	下颌头	24	颈内动脉	38	颈总动脉
11	舌神经	25	脊神经根(颈丛)	39	主动脉弓
12	咽鼓管	26	颈外静脉		
13	腮腺	27	前斜角肌		

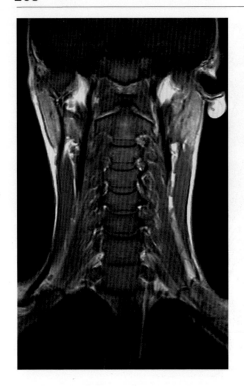

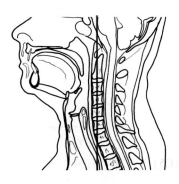

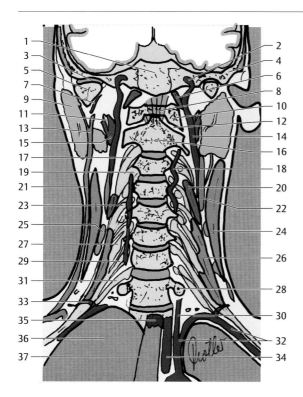

1	斜坡	14	颈内动脉	27	脊神经根(C6)
2	颈内动脉(虹吸段)	15	二腹肌	28	肋突
3	关节盘	16	枢椎	29	脊神经根(C7)
4	颞骨岩部	17	脊神经根(C3)	30	椎动脉(左)
5	下颌头	18	椎动脉	31	脊神经根(C8)
6	头前直肌	19	脊神经根(C4)	32	锁骨下动脉
7	上颌动脉	20	颈长肌	33	肩胛上动脉
8	寰枕前膜	21	颈外静脉	34	颈内动脉
9	腮腺	22	颈内静脉	35	食管
10	寰椎(侧块)	23	脊神经根(C5)	36	右肺
11	茎突	24	胸锁乳突肌	37	气管
12	寰枢关节	25	淋巴结		
13	下颌后静脉	26	前斜角肌		

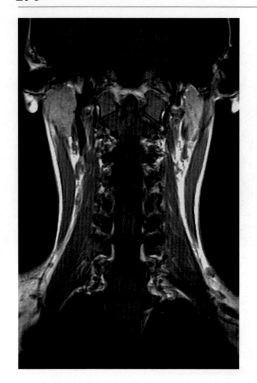

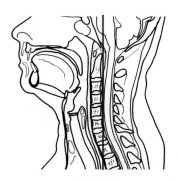

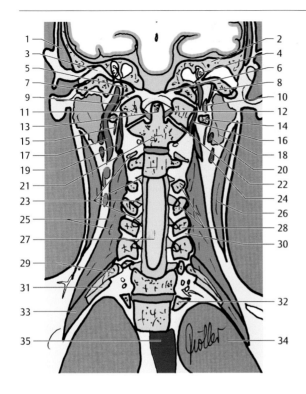

1 颞肌	18 腮腺
2 颞骨岩部	19 头下斜肌
3 外耳道	20 茎突舌骨肌
4 中耳鼓室	21 寰椎(体)
5 枕髁	22 寰枢关节
6 斜坡	23 脊神经根(C3~C6)
7 寰枕关节	24 二腹肌
8 茎突	25 中斜角肌
9 副神经(XI)与舌下神经(XII)	26 胸锁乳突肌
10 茎突咽肌	27 脊髓
11 寰椎(侧块)	28 关节突(C4~C6)
12 翼状韧带	29 脊神经根(C8)
13 枢椎齿突	30 关节突关节
14 寰椎(横突)	31 第1肋
15 迷走神经(X)	32 第2肋
16 椎动脉	33 后斜角肌
17 颈内静脉	34 左肺
	35 食管

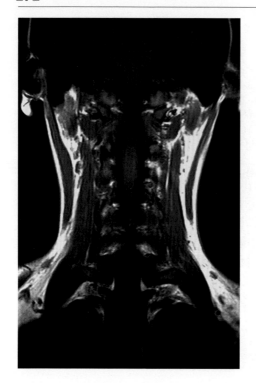

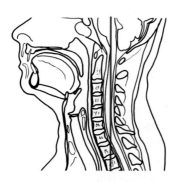

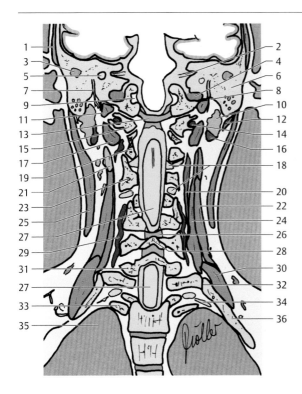

1	颞肌	19	下关节突(C2)
2	内听道	20	颈棘肌
3	乳突窦	21	头最长肌
4	颈静脉孔	22	前斜角肌
5	前庭	23	上关节突(C3)
6	乳突	24	肩胛提肌
7	面神经管	25	胸锁乳突肌
8	茎乳孔	26	黄韧带
9	舌下神经管	27	脊髓
10	腮腺	28	椎体后弓(C6)
11	头外侧直肌	29	椎动脉
12	头夹肌	30	中斜角肌
13	横韧带	31	横突(C7)
14	椎动脉	32	肋横突关节(T1)
15	寰椎(后弓)	33	第2肋(头)
16	二腹肌(后腹)	34	胸神经(T1)
17	头下斜肌	35	右肺
18	脊神经根	36	第1肋

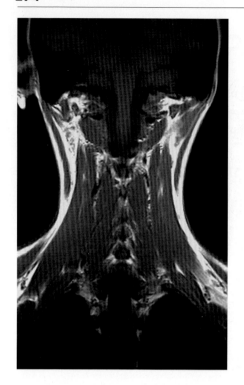

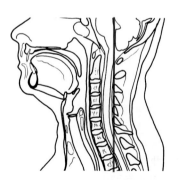

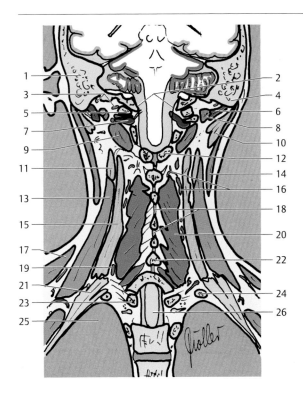

1	乳突(颞骨岩部)	14	胸锁乳突肌
2	枕骨大孔	15	颈夹肌
3	枕下静脉丛	16	颈深动脉与静脉
4	乳突	17	斜方肌
5	寰椎(后弓)	18	棘间韧带
6	二腹肌(后腹)	19	颈深静脉
7	椎动脉	20	多裂肌
8	头上斜肌	21	臂丛
9	头下斜肌	22	棘突(C7)
10	头夹肌	23	肋突
11	头最长肌	24	第1肋
12	棘突(C2)	25	右肺
13	肩胛提肌	26	脊髓

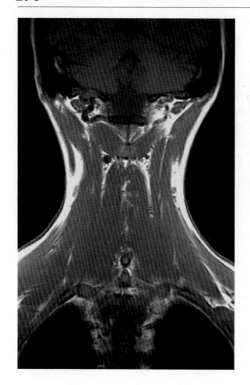

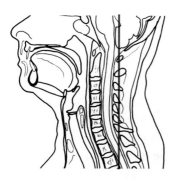

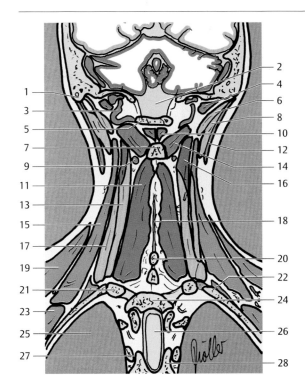

1	乳突	15	肩胛提肌
2	小脑延髓池	16	头半棘肌
3	颈深静脉	17	颈夹肌
4	头上斜肌	18	棘上韧带与棘间韧带
5	寰椎(后弓)	19	斜方肌
6	头最长肌	20	棘突(C7)
7	枢椎棘突(C2)	21	横突(T2)
8	头夹肌	22	第2肋
9	颈深静脉	23	冈上肌
10	头后大直肌	24	椎体(T2)
11	颈半棘肌	25	右肺
12	胸锁乳突肌	26	脊髓
13	颈最长肌	27	横突(T4)
14	头下斜肌	28	椎体(T4)

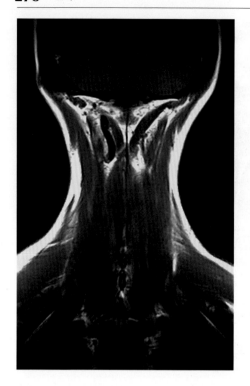

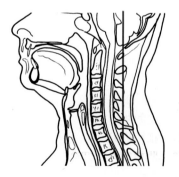

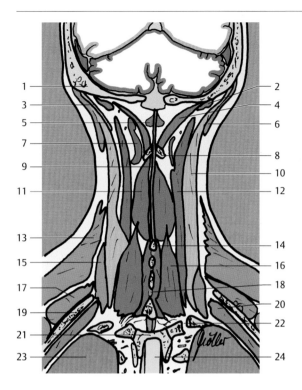

1	枕骨	13	斜方肌
2	头上斜肌	14	棘突
3	头最长肌	15	菱形肌
4	头后大直肌	16	多裂肌
5	头后小直肌	17	肩胛提肌
6	胸锁乳突肌	18	棘间韧带
7	颈深静脉	19	第 2 肋
8	枢椎棘突(C2)	20	肋间肌
9	项韧带	21	椎弓(T3)
10	头夹肌	22	肋横突关节(T3)
11	颈半棘肌	23	右肺
12	头半棘肌	24	脊髓

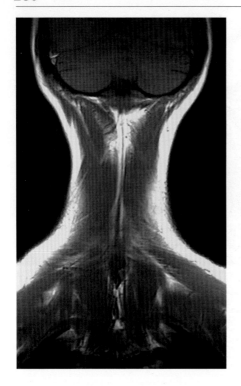

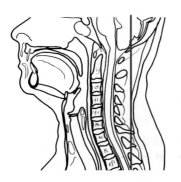

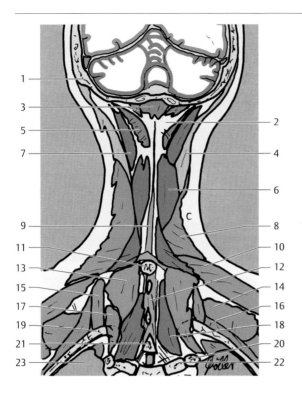

1	枕骨	13	颈夹肌
2	枕骨下脂肪	14	肩胛提肌
3	头后小直肌	15	菱形肌
4	头夹肌	16	肋间肌
5	头后大直肌	17	上后锯肌
6	颈半棘肌	18	多裂肌
7	头半棘肌	19	第 3 肋
8	斜方肌(降部)	20	肋横突关节(T4)
9	项韧带	21	棘突(T3)
10	斜方肌(横部)	22	肋突(T4)
11	棘突(C7)	23	右肺
12	棘间韧带		

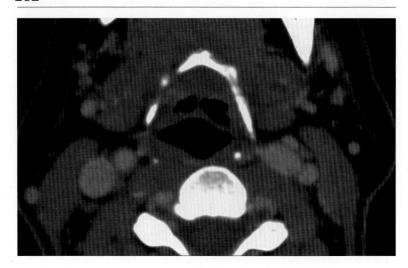

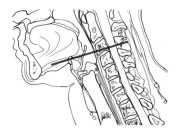

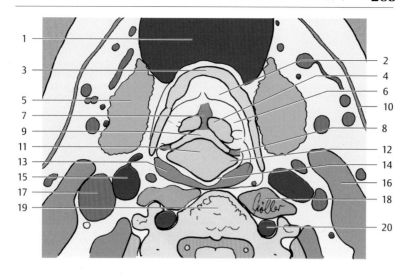

1	舌底肌	11	下咽
2	会厌前间隙	12	梨状隐窝
3	舌骨	13	咽缩中肌
4	会厌沟	14	咽后壁
5	下颌下腺	15	颈总动脉
6	声门旁间隙(内脏间隙)	16	胸锁乳突肌
7	舌会厌内侧襞	17	颈内静脉
8	舌会厌外侧襞	18	颈长肌
9	会厌(游离缘)	19	C3 椎体
10	颈阔肌	20	椎动脉

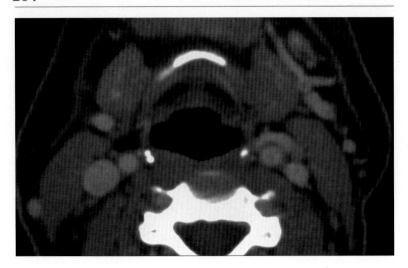

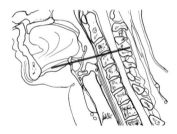

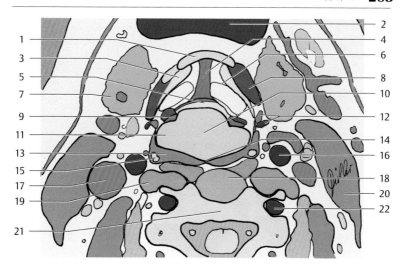

1　舌骨	12　喉上动脉与静脉
2　舌底肌	13　咽缩肌
3　会厌前间隙	14　甲状舌骨膜
4　舌会厌内侧襞	15　甲状软骨上角
5　会厌	16　颈总动脉
6　声门旁间隙	17　颈内静脉
7　下颌下腺	18　椎间盘(C3/C4)
8　胸骨舌骨肌与甲状舌骨肌	19　颈长肌
9　杓状会厌襞(及杓会厌肌)	20　胸锁乳突肌
10　下咽	21　C4 椎体
11　梨状隐窝	22　椎动脉

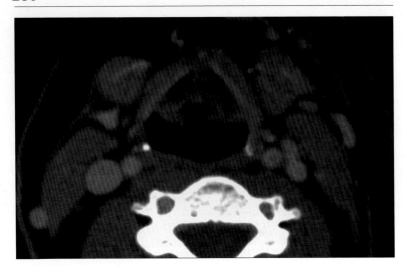

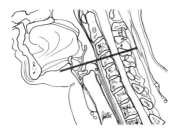

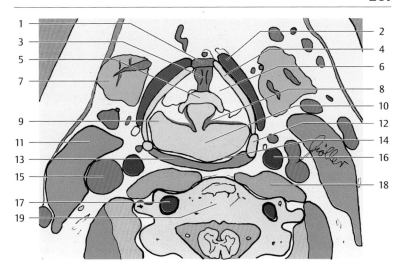

1	甲状舌骨正中韧带（位于甲状腺上切迹）	9	梨状隐窝
2	舌骨下肌群（胸骨甲状肌、胸骨舌骨肌、甲状舌骨肌、肩胛舌骨肌）	10	喉室
		11	胸锁乳突肌
		12	甲状软骨上角
3	甲状会厌韧带	13	咽缩下肌
4	甲状软骨	14	咽后壁
5	会厌(固定部)	15	颈内静脉
6	声门旁间隙(内脏间隙)	16	颈总动脉
7	下颌下腺	17	椎动脉
8	杓状会厌襞	18	颈长肌
		19	C4 椎体

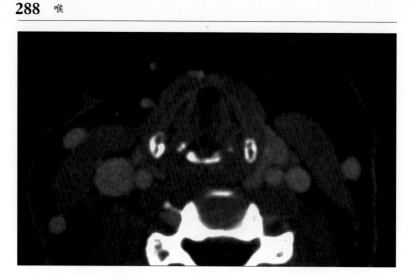

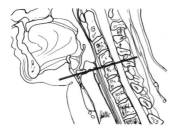

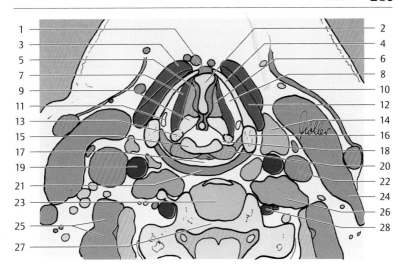

1	喉结	15	环状软骨
2	声门	16	甲状软骨下角
3	胸骨舌骨肌	17	下咽
4	甲状软骨	18	杓/环状软骨连接部
5	声韧带(真声带)	19	颈总动脉
6	声带肌	20	环杓后肌
7	甲杓肌	21	咽缩下肌
8	声门旁间隙(内脏间隙)	22	颈内静脉
9	杓状软骨(声带突)	23	椎间盘(C4/C5)
10	颈阔肌	24	胸锁乳突肌
11	梨状隐窝(顶)	25	中斜角肌与后斜角肌
12	甲状舌骨肌	26	颈长肌
13	杓状软骨(肌突)	27	C5椎体
14	甲状腺	28	椎动脉

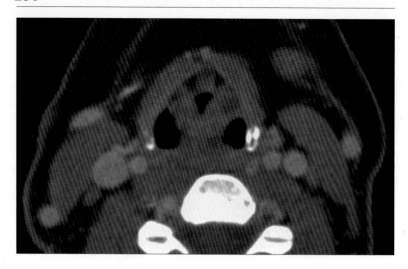

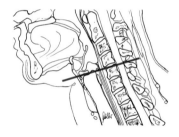

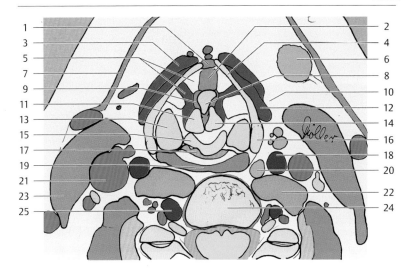

1	甲状舌骨正中韧带（位于甲状腺上切迹）
2	会厌前间隙
3	胸骨舌骨肌
4	甲状软骨
5	声门旁间隙(内脏间隙)
6	下颌下腺
7	颈阔肌
8	喉入口
9	前庭襞(假声带)
10	椎前间隙
11	杓状软骨的声带突
12	甲状舌骨肌
13	梨状隐窝
14	杓状软骨
15	环状软骨
16	甲状软骨后缘(部分钙化)
17	环杓后肌
18	颈总动脉
19	咽缩下肌
20	甲状腺
21	颈内静脉
22	颈长肌
23	胸锁乳突肌
24	C4 椎体
25	椎动脉

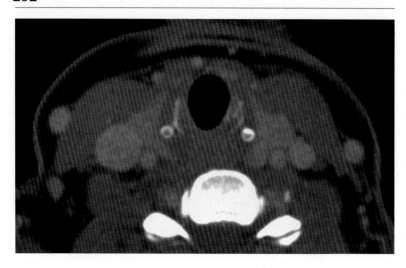

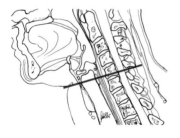

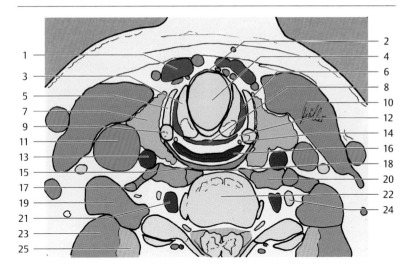

1	胸骨舌骨肌	14	喉返神经
2	环甲正中韧带	15	咽缩下肌
3	环状软骨	16	下咽(喉咽部)与食管
4	喉室		连接部
5	甲状软骨	17	前斜角肌
6	环甲肌	18	咽后间隙
7	甲状腺	19	中斜角肌
8	环杓后肌	20	颈长肌
9	甲状软骨下角	21	椎动脉
10	胸锁乳突肌	22	C5 椎体
11	颈内静脉	23	后斜角肌
12	环甲间隙	24	C5 脊神经
13	颈总动脉	25	头长肌

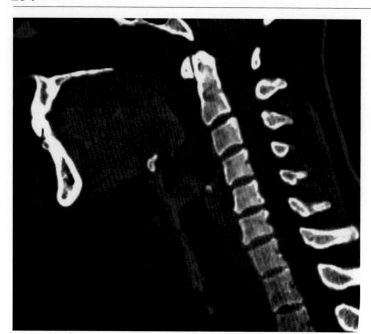

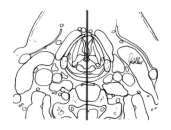

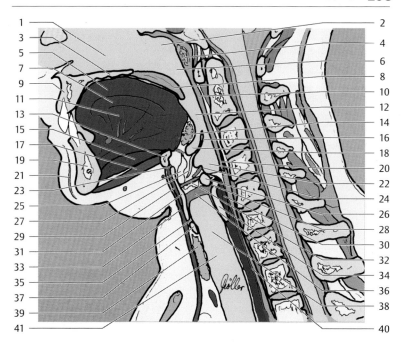

1	鼻腔	22	下咽
2	咽腔(穹隆)	23	甲状舌骨韧带
3	硬腭	24	杓状会厌襞
4	咽扁桃体	25	会厌前脂肪垫
5	舌上纵肌	26	杓状软骨
6	鼻咽	27	会厌(固定部)
7	舌下纵肌	28	环杓关节
8	软腭	29	甲状舌骨肌
9	上颌骨	30	咽缩下肌
10	颈长肌	31	甲状软骨
11	颏舌肌	32	前庭襞(假声带)
12	口咽(口腔)	33	胸骨舌骨肌
13	舌骨	34	环状软骨(板)
14	舌扁桃体	35	环甲韧带
15	颏舌骨肌	36	声襞(声带)
16	会厌(游离部)	37	环状软骨(弓)
17	下颌舌骨肌	38	喉(声门下间隙)
18	会厌谷	39	甲状腺
19	下颌骨	40	食管
20	下咽(后壁)	41	气管
21	颈阔肌		

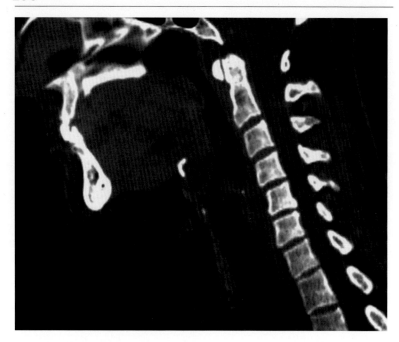

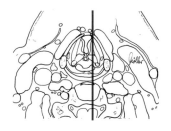

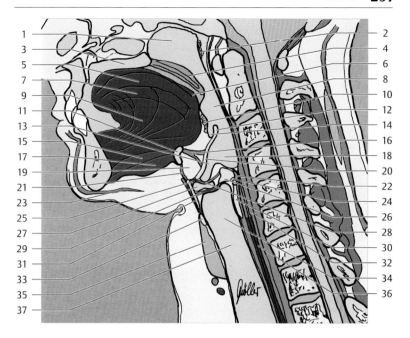

1 鼻咽	20 会厌(固定部)
2 咽扁桃体	21 甲状舌骨正中韧带
3 硬腭	22 杓横肌与杓斜肌
4 软腭	23 颈阔肌
5 舌上纵肌	24 环杓关节
6 舌腱膜	25 甲状会厌韧带
7 舌下纵肌	26 杓状软骨
8 口咽(口腔),中咽	27 喉室
9 颏舌肌	28 前庭襞(假声带)
10 舌扁桃体	29 声襞(声带)
11 舌骨	30 环状软骨(板)
12 会厌(游离部)	31 甲状软骨
13 喉前庭	32 咽缩下肌
14 会厌谷	33 环状软骨(弓)
15 颏舌骨肌	34 喉(声门下间隙)
16 舌骨会厌韧带	35 甲状腺
17 下颌舌骨肌	36 食管
18 下咽	37 气管
19 会厌前脂肪垫	

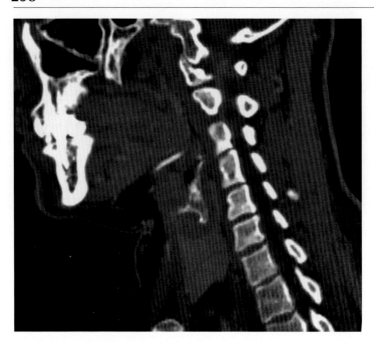

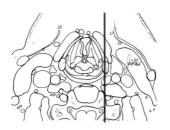

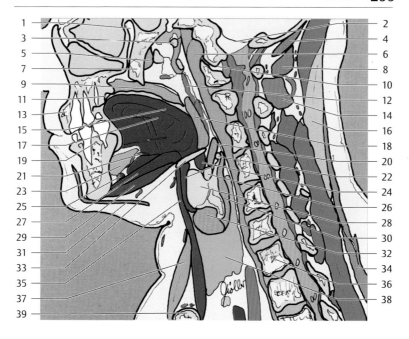

1	腭大沟	21	舌动脉
2	枕骨大孔	22	甲状软骨(上角)
3	咽隐窝	23	舌下腺
4	头后小直肌	24	甲状舌骨肌
5	腭帆张肌	25	舌深动脉与静脉
6	头长肌	26	梨状隐窝
7	翼突(内侧板,翼钩)	27	下颌舌骨肌
8	头后大直肌	28	甲状软骨
9	软腭	29	二腹肌(前腹)
10	寰枕关节	30	咽缩下肌
11	口腔	31	颈阔肌
12	咽静脉丛	32	环甲肌
13	上颌骨	33	舌骨
14	头下斜肌	34	斜方肌
15	舌上纵肌	35	胸骨舌骨肌
16	头夹肌	36	C6 椎体
17	舌下纵肌	37	胸锁乳突肌
18	舌骨舌肌	38	甲状腺
19	下颌骨	39	胸骨
20	咽缩中肌		

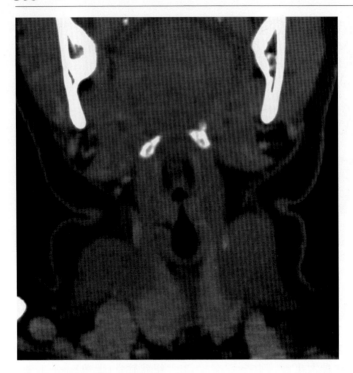

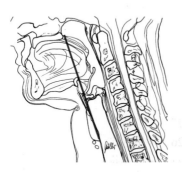

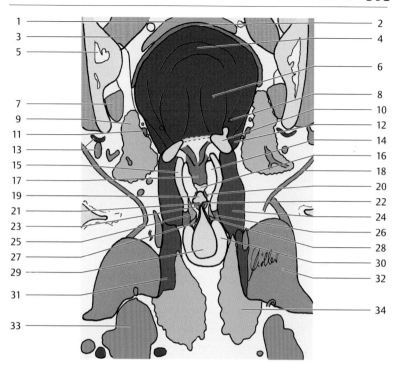

1 软腭	18 颈阔肌
2 口咽(口腔)	19 喉室
3 翼外肌	20 前庭襞(假声带)
4 舌横肌	21 声门裂(声带裂隙)
5 下颌骨	22 声襞(声带)
6 颏舌肌	23 声带肌
7 翼内肌	24 甲状古骨肌
8 舌动脉	25 甲杓肌
9 下颌下腺	26 环甲韧带
10 舌骨	27 弹性圆锥
11 二腹肌(肌腱)	28 环杓肌
12 舌骨舌肌	29 喉(声门下间隙)
13 面动脉与静脉	30 环状软骨
14 会厌前脂肪垫	31 胸骨舌骨肌
15 甲状软骨	32 胸锁乳突肌
16 会厌	33 颈内静脉
17 甲状舌骨正中韧带	34 甲状腺

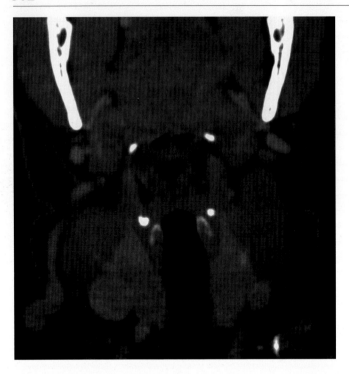

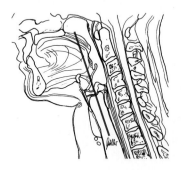

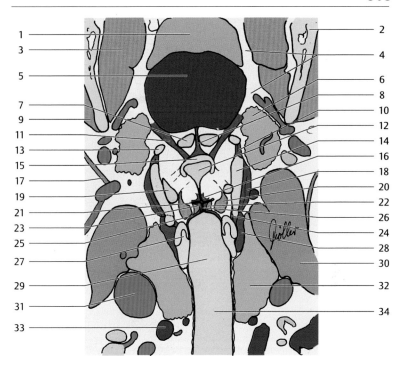

1 软腭	18 甲状舌骨肌
2 下颌骨	19 梨状隐窝
3 翼内肌	20 甲杓肌
4 咽旁间隙	21 喉室
5 舌	22 声带肌
6 下颌下腺	23 声襞(声带)
7 会厌谷	24 环甲韧带
8 舌会厌正中襞	25 弹性圆锥
9 咬肌	26 声门裂(声带裂隙)
10 甲状舌骨外侧韧带	27 环状软骨
11 舌会厌外侧襞	28 环甲肌
12 喉(声门上间隙)	29 喉(声门下间隙)
13 舌骨	30 胸锁乳突肌
14 甲状软骨	31 颈内静脉
15 会厌	32 甲状腺
16 前庭襞(假声带)	33 颈总动脉
17 颈阔肌	34 气管

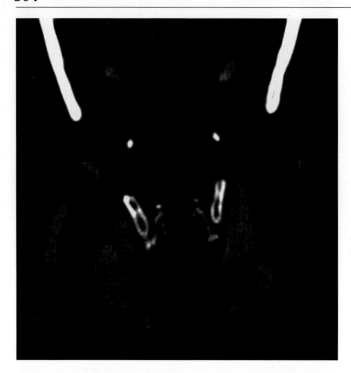

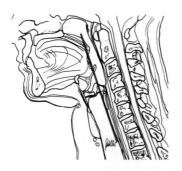

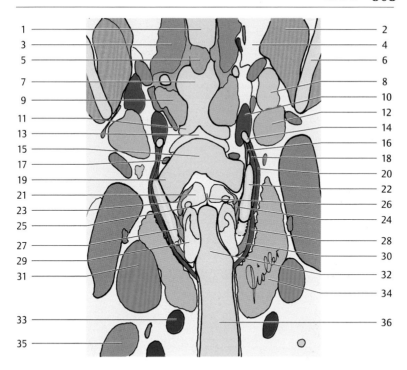

1 鼻咽	19 梨状隐窝
2 翼内肌	20 肩胛舌骨肌
3 腭咽肌	21 杓状软骨
4 咽旁间隙	22 甲状软骨
5 软腭及腭垂	23 甲杓肌
6 下颌骨	24 环杓肌(外侧)
7 口咽	25 环杓关节
8 茎突舌肌	26 软骨间襞
9 腭扁桃体	27 环甲肌
10 二腹肌	28 胸骨甲状肌
11 会厌谷	29 环状软骨
12 下颌下腺	30 咽缩下肌
13 会厌	31 颈内静脉
14 舌骨	32 喉(声门下)
15 喉(声门上)	33 颈总动脉
16 环甲膜	34 甲状腺
17 杓状会厌襞	35 前斜角肌
18 甲状舌骨肌	36 气管

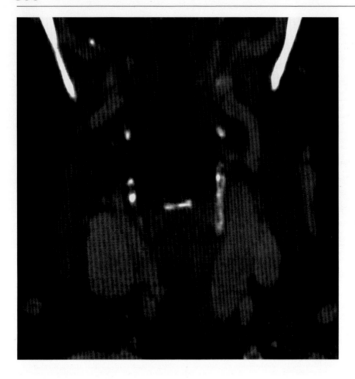

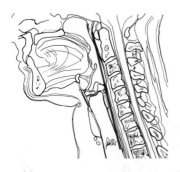

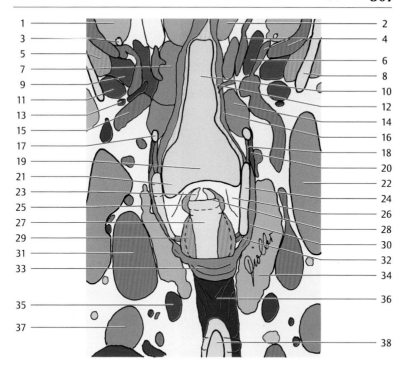

1 腮腺	20 甲状舌骨肌
2 颈长肌	21 梨状隐窝(顶)
3 茎突	22 胸锁乳突肌
4 咽静脉丛	23 杓状软骨(肌突)
5 翼内肌	24 甲状软骨
6 茎突舌骨肌	25 甲杓肌
7 腭咽肌	26 环甲间隙
8 上颌神经(V_2)	27 环状软骨(板)
9 茎突舌肌	28 环杓关节
10 口咽	29 环杓肌(后部)
11 二腹肌	30 咽缩下肌,甲咽部
12 咽黏膜	31 颈内静脉
13 面动脉	32 环甲关节
14 茎突咽肌	33 咽缩下肌,环咽部
15 面静脉	34 甲状腺
16 咽缩中肌	35 颈总动脉
17 舌骨	36 食管
18 甲状舌骨膜	37 前斜角肌
19 下咽	38 气管

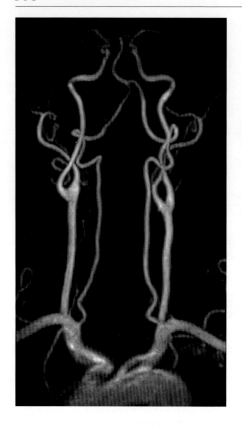

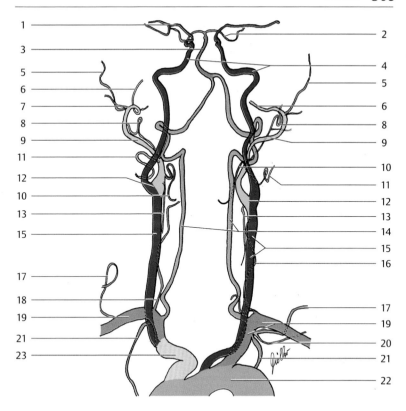

1 大脑中动脉	13 甲状腺上动脉
2 大脑后动脉	14 椎动脉
3 基底动脉	15 颈总动脉
4 颈内动脉	16 甲状腺下动脉
5 颞浅动脉	17 颈升动脉
6 上颌动脉	18 甲颈干
7 耳后动脉	19 锁骨下动脉
8 枕动脉	20 肋间上动脉
9 颈外动脉	21 胸内动脉
10 舌动脉	22 主动脉弓
11 面动脉	23 头臂干
12 颈动脉分叉	

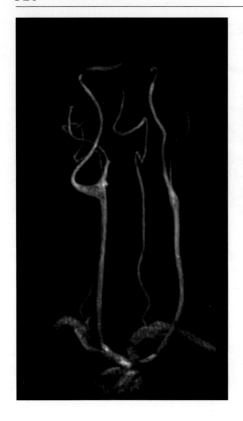

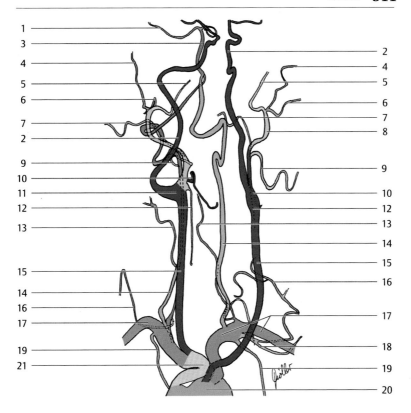

1	大脑后动脉	12	甲状腺上动脉
2	颈内动脉	13	甲状腺下动脉
3	基底动脉	14	椎动脉
4	颞浅动脉	15	颈总动脉
5	上颌动脉	16	颈升动脉
6	耳后动脉	17	锁骨下动脉
7	枕动脉	18	肋间上动脉
8	颈外动脉	19	胸内动脉
9	面动脉	20	主动脉弓
10	舌动脉	21	头臂干
11	颈动脉分叉		

参考文献

Basset LW, Gold RU, Seeger LL. MRI Atlas of the Musculoskeletal System. Köln:-Deutscher Ärzte-Verlag;1989

Beyer-Enke SA, Tiedemann K, Görich J, et al. Dünnschichtcomputertomographie der Schädelbasis. Radiologe 1987;27:438-488

Braun H, Kenn W, Schneider S, et al. Direkte MR-Arthrographie des Handgelenkes. Röfo 2003;175:1515-1524

Bulling A, Castrop F, Agneskirchner J, et al. Body Explorer 2.0. Heidelberg: Springer Electronic Media; 2001

Burgener FA, Aeyers SP, Tan RK. Differential Diagnosis in MRI. Stuttgart: Thieme; 2002

Cahill DR, Orland MJ, Reading CC. Atlas of Human Cross-Sectional Anatomy. New York:Wiley-Liss;1995

Chacko AK, Katzberg RW, MacKay A. MRI Atlas of Normal Anatomy. New York: McGraw-Hill; 1991

Clavero JA, Alomar X, Monill JM, et al. MR imaging of ligament and tendon injuries of the fingers. Radiographics 2002;22:237-256

Clavero JA, Golano P, Farinas O, Alomar X, Monill JM, Espligas M. Extensor mechanism of the fingers: MR imaging—anatomic correlation. Radiographics 2003;23:593-611

Connell DA, Koulouris G, Thorn DA, Potter HG.Contrast-enhanced MR angiography of the hand. Radiographics 2002; 22:583-599

Dauber W. Pocket Atlas of Human Anatomy. 5th ed. Stuttgart: Thieme; 2007

Delfaut EM, et al. Imaging of foot and ankle entrapment syndromes. Radiographics 2003; 23:613-623

El-Khoury GY, Bergman RA, Montgomery EJ. Sectional Anatomy by MRI/CT. New York: Churchill-Livingstone; 1990

El-Khoury GY. Essentials in Musculoskeletal Imaging. New York:Churchill Livingstone; 2003

Fishbein NJ, Dillon WP, Barkovich AJ. Teaching Atlas of Brain Imaging. Stuttgart: Thieme; 2000

Garcia-Valtuille R, Abascal F, Cerezal L, et al. Anatomy and MR imaging appearances of synovial plicae of the knee. Radiographics 2002; 22:775-784

Grumme T, Kluge W, Kretzmar K, Roesler A. Zerebrale und spinale CT. Berlin: Blackwell;1998

Han, M-C, Kim C-W. Sectional Human Anatomy. Ilchokak: Seoul, Korea; 1989

Harnsberger R. Diagnostic Imaging. Head and Neck. Salt Lake City, Utah: Amirsys; 2006

Harnsberger R, Osborne A, Macdonald A, Ross J. Imaging Anatomy. Salt Lake City, Utah: Amirsys; 2006

Hosten N, Liebig T. CT of the Head and Spine. Stuttgart: Thieme; 2002

Huk WJ, Gademann G, Friedmann G. MRI of Central Nervous System Diseases. Berlin: Springer; 1990

Kahle W, Frotscher M. Color Atlas and Textbook of Human Anatomy. Vol. 3: Nervous System and Sensory Organs. 6th ed. Stuttgart: Thieme; 2010

Kang MS, Resnick D. MRI of the Extremities: An Anatomic Atlas. Philadelphia:-Saunders; 2002

Koritke JG, Sick H. Atlas of Sectional Human Anatomy. Urban & Schwarzenberg, Baltimore 1988

Kretschmann H-J, Weinrich W. Cranial Neuroimaging and Clinical Neuroanatomy. Stuttgart: Thieme; 2003

Leblanc A. Encephalo-peripheral Nervous System. Berlin: Springer; 2001

Leonhardt H, Tillmann B. Töndury G, Zilles K, eds. Bewegungsapparat. (Rauber/ Kopsch Anatomie des Menschen. Lehrbuch und Atlas. Vol. I.) Stuttgart: Thieme; 1987

Lustrin ES, Karakas SP, Ortiz AO, et al. Pediatric cervical spine: Normal anatomy, variants, and trauma. Radiographics 2003; 23:539–560

Mayerhöfer ME, Breitenseher MJ. MR-Diagnostik der lateralen Sprunggelenksbänder. Röfo 2003; 175:670–675

Mengiardi B, Zanetti M, Schöttle PB, et al. Spring ligament complex: MR imaging–anatomic correlation and findings in asymptomatic subjects. Radiology 2005; 237:242–249

Meschan I. Synopsis of Radiologic Anatomy. Philadelphia: Saunders; 1978

Mohana-Borges AV, Theumann NH, Pfirrmann CWA, Chung CB, Resnick DL, Trudell DJ. Lesser metatarsophalangeal joints. Radiology 2003; 227:175–182

Moeller TB, Reif E. MR Atlas of the Musculoskeletal System. Boston: Blackwell Science; 1994

Moeller TB, Reif E. Neuroradiologische Schnittbilddiagnostik. Constance: Schnetztor; 2002

Moeller TB, Reif E. Pocket Atlas of Radiographic Anatomy. Stuttgart: Thieme; 2000

Morag Y, Jacobson JA, Shields G, et al. MR Arthrography of rotator interval, long head of the biceps brachii, and biceps pulley of the shoulder. Radiology 2005; 235:21–30

Munshi, M, Pretterklieber ML, Chung CB, et al. Anterior bundle of ulnar collateral ligament: evaluation of anatomic relationship by using MR imaging, MR arthrography, and gross anatomic and histologic analysis. Radiology 2004; 231:797–803

Netter FH. Atlas of Human Anatomy. 5th ed. Philadelphia: Saunders; 2011

Nowicki BH, Haughton VM. Neural foraminal ligament of the lumbar spine: appearance at CT and MR imaging. Radiology 1992; 183:257–264

Oae K, Takao M, Naito K, et al. Injury of the tibiofibular syndesmosis: value of MR imaging for diagnosis. Radiology 2003; 227:155–161

Pech P, Daniels DL, Williams AL, Haughton VM. The cervical neural foramina: correlation of microtomy and CT anatomy. Radiology 1985; 155:143–146

Platzer W. Color Atlas and Textbook of Human Anatomy. Vol. 1: Locomotor System. 6th ed. Stuttgart: Thieme; 2008

Rauber A, Kopsch F. Anatomie des Menschen. Vol. III: Nervensystem, Sinnesorgane. Stuttgart: Thieme; 1987

Richter E, Feyerabend T. Normal Lymph Node Topography. Berlin: Springer; 1991

Robinson P, White LM. Soft-tissue and osseous impingement syndromes of the ankle. Radiographics 2002; 22:1457–1471

Rummeny EJ, Reimer P, Heindel W. MR Imaging of the Body. Stuttgart: Thieme; 2008

Sartor K: Neuroradiologie. 2nd ed. Stuttgart: Thieme; 2001

Schäfer FKW, et al. [Sport injuries of the extensor mechanism of the knee]. Radiologe 2002; 42:799–810

Schmitt R, Lanz U. Diagnostic Imaging of the Hand. Stuttgart: Thieme; 2007

Schnitzlein HN, Reed Murtagh F. Imaging Atlas of the Head and Spine. Baltimore: Urban & Schwarzenberg; 1990

Schünke M, Schulte E, Schumacher U, Ross LM, Lamperti ED. THIEME Atlas of Anatomy Series. Stuttgart: Thieme; 2010

Schuenke M, Schulte E, Ross LM, Lamberti ED. Thieme Atlas of Anatomy. General Anatomy and Musculoskeletal System. Stuttgart: Thieme; 2006

Stark DD, Bradley WG. Magnetic Resonance Imaging. St. Louis: Mosby; 1999

Strobel K, Hodler J. MRT des Kniegelenkes. Radiologie up2date. Stuttgart: Thieme; 2003

Stoller DW. MRI, Arthroscopy, and Surgical Anatomy of the Joints. Philadelphia: Lippincott Williams & Wilkins; 1999

Stoller DW, Tirman B. Diagnostic Imaging: Orthopaedics. Salt Lake City, Utah: Amirsys; 2004

Theumann NH, et al. MR Imaging of the metacarpophalangeal joints of the fingers. Radiology 2002; 222:437–445

Theumann NH, et al. Extrinsic carpal ligaments: Normal MR arthrographic appearance in cadavers. Radiology 2003; 226:171–179

Tiedemann K. Anatomy of the Head and Neck. Weinheim: VCH;1993

Uhlenbrock D. MR Imaging of the Spine and Spinal Cord. Stuttgart: Thieme; 2004

Vahlensieck M, Linneborn G, Schild HH, Schmidt HM. MRT der Bursae des Kniegelenk. Röfo 2001; 173:195–199

Vahlensieck M. Anatomie der Schulterregion. Radiologe 2004; 44:556–561

Vahlensieck M, Reiser M. MRT des Bewegungsapparates. Stuttgart: Thieme; 2001

Von Hagens G, Romreil LJ, Ross MH, Tiedemann K. The Visible Human Body. Philadelphia: Lea & Febinger; 1991

Wegener OH. Ganzkörper-Computertomographie. 2nd ed. Blackwell: Berlin; 1992

索 引